医療現場の応対用語

簡単、すぐに使える、患者満足につながる

著 / 江藤かをる

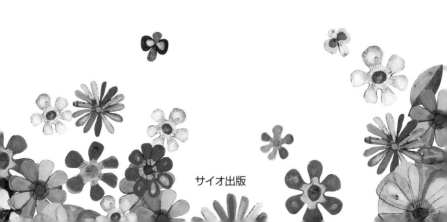

サイオ出版

著者紹介

江藤かをる
人材育成コンサルタント、社員・職員研修インストラクター

　大分県出身、西南学院大学文学部英文学科卒業、日本航空国際線・国内線フライトアテンダント、社員教育会社インストラクター、コンサルティング会社取締役を経て平成元年に独立。

　これまでに200を超える企業、公的施設、医療施設、看護学校で指導。医療機関向けには、職員のコミュニケーション能力向上、管理者・監督者の部下指導力向上、中堅職員以上のモチベーション向上、サービスマインド強化などをインパクトある独特の研修スタイルで行っている。

　また、部署間・職種間連携を促すプロジェクト形式での組織改革、サービス改善にも力を注いでいる。

　看護学生向け「プレナース研修」、病院職員向け「PS研修」「主任エンパワーメント研修」「看護サービスマネジメント研修」「組織を元気にするPS*推進リーダー育成プロジェクト（認定制度）」にはとくに定評がある。

*PS：Participant Satisfaction参加者満足

著書：『質が問われる時代の　看護サービスマネジメント』（医学書院）、『イラスト版PS看護マナーブック』（学研メディカル秀潤社）ほか

問い合わせ先：info@edunet-eto.com
ホームページ：http://www.edunetkyokai.com/

はじめに

　人材育成の仕事に就いておよそ30年、医療現場の人材教育にかかわり20年以上が経ちました。

　この間、患者さまやご家族はもちろんのこと、医療者同士のコミュニケーションで悩み苦労されている医療者に、たくさんお目にかかりました。

　医療現場の皆さまのコミュニケーションや人間関係のご苦労を見聞きするたびに、あと少しコミュニケーションのスキルを磨けば、患者さまやご家族から喜ばれるのに、職員同士が気持ちよく協力しあえるのに、ともどかしく思っておりました。

　ここ数年看護学生さんたちとかかわる機会が一層増えたのですが、実習時に患者さまや職員の方々との会話で苦労していると何度もうかがいました。

　筆者が行っている研修には、患者応対だけでなく医療者同士のコミュニケーション技術を含んだものがあります。研修では筆者が使う応対用語をどの参加者も熱心にメモしてくださいます。

　この様子を拝見するにつけ、多くの医療現場で言葉の苦労をされている方が数多くいるのではないか？　細かい文法はさておき、学生さんから管理者まで使える「応対用語の基礎的なテキスト本」があるとお役に立つのではないか？　と漠然と考えるようになっていました。

そんななか、縁あって「ではそれを本にしてあげよう」という出版社と出会うことができ、本書刊行の運びとなりました。

本書は以下の2点を前提としています。

1. 2つのPS

医療・介護にとって重要な指針ともなるべき考え方は、PSです。

PSとはParticipant Satisfactionの頭文字をとったもので「参加者満足」を指します。また、PSはPatient Satisfaction「患者満足」も意味しています。一昔前、旧厚生省（現厚生労働省）が医療現場にPSの医療提供を説いていましたが、このときのPSは、Patient Satisfaction（患者満足）のみを指していました。

筆者も当時、患者満足のサービス提供に焦点を当てて、執筆や研修を行っていました。

しかし、ここ数年は、PS（患者満足）を実現するうえで重要な、もう一つのPS（Participant Satisfaction）、つまり参加者満足をベースの考え方として紹介しています。

患者満足を実現するためには職員満足（Employee Satisfaction）は欠かせません。

また、職員だけでなく、委託業者などの取引先や関係する医院や病院、地域住民など、その組織とかかわるすべての人々の

満足をも視野に入れた組織やシステムづくりがあってこそ、患者満足の医療が可能となります。

その根幹となる考え方がParticipant Satisfaction（参加者満足）です。

Participant（参加者）にはPatient（患者）も含まれるのですが、筆者はサービスの主体となる患者は、Participant（参加者）にはあえて含めず、下図のようなイメージを提唱しています。

本書で紹介する内容は、上記どちらのPSも実現できる応対を目指しています。

患者や介護される側といったサービス利用者だけでなく、家族、職員、取引先など、皆が気持ちよく協力しあえる関係づくりを、「言葉」で行うことに焦点を当てました。

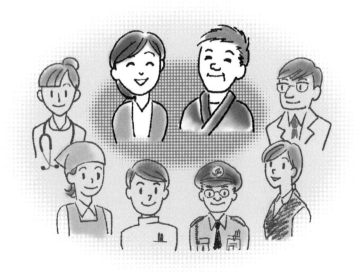

PSやサービスに関しては、拙著『質が問われる時代の　看護サービスマネジメント』(医学書院、2011)を併せてお読みいただくと理解が深まると思います。

2. 2つの「コミュニケーション」

　コミュニケーションは、言語(バーバル verbal)＋非言語(ノンバーバル non verbal)で行われます。

　言語は言葉を、非言語は目つき、表情、ジェスチャーなど言葉以外を指します。

　コミュニケーションというときには、言葉をどう使うかに意識が行き過ぎる方が多いのですが、コミュニケーションをうまく図ろうと思うなら、非言語の影響を考慮することも必要です。

　言葉は重要ですが、言葉の使い方だけを向上させても、コミュニケーションがうまくいかないことがあります。

　たとえば、「○○さまは、こちらの病院は初めてでいらっしゃいますね。手術をお受けになるということでご心配でしょうが、私どもが精いっぱいお世話をさせていただきますので、どうぞご安心ください」と職員が敬語でとても丁寧な言葉で応対をしたとしましょう。

　以下、上記の3つの言い方を記載しました。

　①低く抑揚のない声で、表情を変えずに言われた場合

②優しい表情と穏やかな声で言われた場合
③友だち言葉でなれなれしく言われた場合

　患者が安心して入院・手術を受けることができる言い方は、あえて正解を示さなくてもおわかりいただけると思います。

　本書の記述では、主に応対場面での言葉や用語（言語コミュニケーション）をご紹介していますが、これらは、望ましい非言語コミュニケーションと同時に使ってこそ、良いサービス提供につながります。このことを前提に本書を読み進めていただきたいと思います。

　なお患者という呼称に関してはいろいろな考え方がありますが、本書では患者さまや患者さんではなく「患者」と表記しました。本書における患者の表記については、p.158に詳しく解説していますのでご参照ください。

CONTENTS

はじめに ……………………………………………………………………… 3

第1章 きっかけづくりの言葉や用語

挨拶は、人間関係づくりの第一歩 ……………………………………… 12
挨拶にはその人の社会性が現れる　12
初対面の挨拶は、真剣勝負　13
挨拶で相手の緊張を解きましょう　15

挨拶と返事の言葉 ………………………………………………………… 17
挨拶の言葉　17
返事の言葉　19
職場での挨拶言葉　25
挨拶の使い分けはどこから？　25
入室の際には、ノックを先に　33

挨拶のまとめ ……………………………………………………………… 38
挨拶で職場風土がわかります　38
仕事ができる人ほど先に挨拶する　39
目上のほうから積極的に挨拶を　40
質問するときの言葉・用語　41
いろいろな場面で使える言葉　43
呼称に気をつけましょう　53
PS応対のポイント　56

サービスは無形 …………………………………………………………… 59
医療は無形の価値を提供する業種　59
人はストロークを求めている　61

第2章 PS応対用語

患者満足（PS）5つの物差し ……………………………………………… 66
応対で評価が決まる　67

　　クッション用語とは　69
　　受付時　73
　　初診の方ですか　74
　　「ください」は命令形!?　82
　　診療時　85
　　受付での「どうなさいましたか」には注意が必要　86
　　病室などで　91
　　配膳時　92
　　下膳時　93
　　検査室などで　94
　　的確に伝える工夫が必要　98
　　コミュニケーションのデメリット　100

方言について　104
　　友だち言葉について　105
　　プロの医療者とは　105

第3章　一歩差がつく応対用語

電話応対　108
　　電話の特徴　108
　　電話応対のポイント　111
　　電話応対の注意点　117

注意が必要な場面——院内アナウンス　122
　　アナウンスが必要な場面　123

各シーンでの言葉　126

会話のきっかけは？　135
　　会話を次につなげる　136

高齢者応対　143
　　高齢者応対での勘違い　143

敬語について —— 146
言葉の成熟度と自立 150

禁句集 —— 154
言葉の言い換えを！ 158
PSサポーターの配慮 161

第4章 PS応対レベルアップ用語

苦情対応のポイント —— 166
心構えと応対方法 167
苦情対応の注意点 173
こじれたときには 180

苦情を未然に防ぐことが重要 —— 183
苦情をつくり出さない 183

接遇教育について —— 187
未熟な医療サービスの原因は応対マナーに 187

専門用語について —— 190
言葉を言い換えるだけでは不十分 192
意味の説明が必要な言葉 195

職員間で注意が必要な言葉 —— 196
聞き間違いやすい言葉 199
職種間で意味が違う略語 200

おわりに —— 203

さくいん —— 205

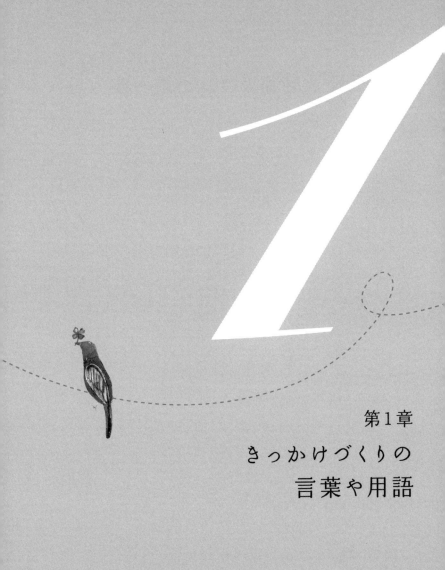

第1章
きっかけづくりの
言葉や用語

挨拶は、人間関係づくりの第一歩

　挨拶が大切なことは誰でも知っています。
　挨拶は「ストローク」*の一つです。
　筆者は、指導先の看護学生や研修受講者にストロークをお教えしたあと、課題として「いろいろな場面でこちらから進んで挨拶してみる」というストロークの実験をお願いしたことがあります。その結果をレポートにまとめていただいていますが、こちらから意識して声をかけることにより相手の反応がより多く得られる、というレポートがたくさん見受けられました。

　また、相手の反応がなかった場合やこちらが期待したような反応でなかった場合、その原因分析をしてくれた方も多かったのですが、その分析によると、こちらの声が小さかった、遠くから声をかけたので気づいてもらえなかった、相手が忙しそうにしているときに声をかけてしまった、イヤフォンをしている人に声をかけてしまった、など自分側のストロークの問題やタイミングの悪さを指摘したものが多くありました。

挨拶にはその人の社会性が現れる

　他人を大事にしない人や傲慢な人は自分から挨拶をしません。

---

*ストローク (stroke) とは、アメリカの精神科医エリック・バーンが1950年代に発表したTA (Transactional Analysis トランザクショナル・アナリシス：交流分析) に出て来る言葉。詳細はp.61を参照。

社会性が育っていない人は、顔見知りにしか挨拶をしません。

　日本人は礼儀正しい国民で長年世界中から評価されてきましたが、ここ数年、日本人のマナーの劣化が指摘されています。

　とくにアジアの方々から、「日本人は自分の知り合いにしか挨拶をしない」との意見がよく聞かれます。

　日本人の社会性が以前より劣ってきているのは、たいへん残念なことです。

初対面の挨拶は、真剣勝負

　挨拶の語源を調べてみました。「コトバンク」にはデジタル大辞泉の解説として、《「挨」は押す、「拶」は迫る意で、本来、禅家で門下の僧に押し問答して、その悟りの深浅を試すこと》と紹介されていました。　　　　（「コトバンク」https://kotobank.jp/word/）

　挨拶は、相手にこちらから近づき、人間関係のきっかけをつくる行為なのです。

　自分から挨拶しない人は社会性が低いと前述しましたが、初対面でやたらとなれなれしい挨拶をする人は、ビジネスとしてしか人と付き合わないことが多いようです。

　ビジネスマナーのテキストどおりの優等生的な挨拶（教えられたとおりの挨拶）しかしない人はまじめな人が多いですが、応用や融通がききません。

　初対面での挨拶は、ある意味、挨拶の語源である禅問答のよ

うに、相手との人間関係をどのようにつくるかの真剣勝負です。

筆者は、仕事がら初対面の挨拶を交わす機会が多くあります。普段は何気なく行っているのですが、「さて、どういうことに気をつけているだろうか」とあらためて振り返ると、以下のようなことが思い浮かびました。

- あなたに会えてうれしいという思いを、笑顔で表す。
- こちらから先に挨拶する。
- 相手の心理状態を感じる。
  - フランクな人柄の方であれば、ユーモアを交えた会話を心がける。
  - 相手が緊張しているときは、会話や態度で相手に親しみを示し、リラックスしていただく。
- 名刺交換や挨拶は丁寧に行い、相手に心から礼を尽くす。
- 名刺交換をした相手とは、名刺で会話のきっかけをつくる*。
- 名刺が無い場合は、相手の名前や地域や建物の印象から会話のきっかけをつくる。
- 応接室や会議室に案内される最中は、天気や建物の印象など、軽い話題を持ち出し案内者と会話を交わす。
- 社会人として未熟な態度の方でも、ネガティブなイメージをもたず、話題を工夫して親しくなるきっかけをみつける。

> **＊名刺できっかけづくり**
>
> 　参考までに一つ上げるとすると、名刺をいただいた際には苗字と名前の読み方を確認し、聞き慣れない読み方の場合には、読み方と一緒に名前の由来をうかがうことにしています。
> 　苗字では、ある地域だけにしかない特殊なものであったり、ご先祖さまの職業からその苗字がついたなど、興味深いお話をうかがうことがよくあります。
> 　また名前に関しては、命名した方の想いや願いをうかがうことができます。苗字や名前の由来について会話をした方とは、たとえ短い間でも親しみがわきます。
> 　初対面の方と話すきっかけをつかめないという方は、参考になさってみてください。

挨拶で相手の緊張を解きましょう

　初診の方はもとより、痛みを伴う検査や治療を控えている患者は大なり小なり緊張しています。

　大きな病院に初診でかかると、最初にどこへ行って何をすればよいのかさえもわからないことがあります。受付後も、どこで待てばよいのか、どれくらい待たされるのか、などわからないことだらけなのでストレスがたまります。

　そんなとき、職員がさわやかに「おはようございます」と笑顔で挨拶し、「初診の方ですね。おわかりにならないことがあれば、ご遠慮なくお声かけください」と親切に丁寧に応対してくれたなら、患者は緊張状態から解放されます。

職員がいつも優しく丁寧に声かけをするだけで、患者の回復力が高まるといった研究結果を聞いたことがあります。
　声かけのきっかけは挨拶が便利です。

挨拶は、
　　・自分から進んで
　　・いつでも
　　・どこでも
　・誰にでも
　　行いましょう。
　挨拶をする相手は、患者だけではありません。また、顔見知りや親しい人にだけ行うものでもありません。
　　・同僚皆に
　　・他部門の方に
　　・取引先の方に
　　・お掃除の方に
　　・お見舞いの方に
　　・ご家族に
　　・実習生に
など、わけへだてなく行うことが大切です。

挨拶と返事の言葉

挨拶の言葉

　筆者の経験上、対人サービス業では「**ハイオアシスヨ**」とクッション用語＊を上手に使用している方は、「感じのよい人だ」という評価を周囲からもたれています。

- **ハ** **は**い
- **イ** **い**いえ
- **オ** **お**はようございます、恐れ入ります、お待たせ致しました、お大事にどうぞ
- **ア** **あ**りがとうございます
- **シ** **し**つれいします、少々お待ちください、承知しました（かしこまりました）
- **ス** **す**みません（申し訳ございません）
- **ヨ** **よ**ろしくお願いします

　上記太字部分を並べると「ハイオアシスヨ」となります。「オアシス」で習った方もいらっしゃるでしょう。

　「ハイオアシスヨ」は（　）の中の言葉も含めて14個ありますが、いずれも応対では重要な言葉です。

＊クッション用語はp.69を参照。

オアシスは砂漠の緑地であり、人々の憩いの場です。
　応対の際に、返事や挨拶を適宜入れることにより、相手との関係にオアシスのようなホッとする効果をもたらします。
　挨拶だけではなく日常の応対では、「ハイオアシスヨ」を使うチャンスが多くあります。

　挨拶をするときの前提として、非言語の笑顔や声の出し方にも注意が必要です。
　あの人は感じが悪い、無愛想だ、つっけんどんだ、冷たい、怖いなど、応対の評価が低い人は、表情や声などの非言語表現がへたです。また、言葉自体を出し惜しみする傾向がみてとれます。

　「言葉かけ」は相手の心のケアにつながります。良い言葉かけは、間接的に、患者のケアやキュアに活きてきます。
　職員同士でも、相手を思いやった言葉が交わされていると、穏やかなつながりが職員間にできてきます。それは、問題解決での協力体制づくりに活かされたり、いざというときに強い結束力を生み出します。
　日常の応対はもとより、忙しいときや厳しい状況こそ、挨拶などの言葉の出し惜しみをせず、相手を思いやる表現を心がけましょう。

返事の言葉

はい

「はい」という返事は、あなたを無視していません、あなたを尊重しますという意思表示です。

「はい」は「拝」や「配」に通じると聞いたことがあります。

「拝」は拝(おが)むことです。神社などで頭を下げて拝むことと同じように相手を大事にする意味が、返事の「はい」にはあるということでしょう。

「配」がつく言葉はたくさんありますが、配慮は注意を行き届かせるという意味があります。気配りや心配りなども気持ちや心を行き届かせる意味です。つまり「はい」という返事は相手に注意や心を向かわせるという意味づけもできます。

呼ばれたり話しかけられたら、相手を意識して「はい」と丁寧にはっきりと返事をすることを心がけましょう。

まず返事を

行動より、言葉を優先させたほうがよい場面があります。以下はその一例です。

仕事中、受付カウンターに誰かが来たとき、いまの仕事を急

いで終わらせてその方の所に行こうとする気持ちは大切です。しかし、その相手を思いやるあなたの心は相手には見えません。

相手に見えているのは、自分のほうは見もせず慌ただしく手元を動かしているあなたの姿だけです。

こういう場合には、まず「はい」や「はい、ただいまうかがいます」と相手の目を見てにこやかに返事をし、その後手早く仕事を終わらせ、相手の所へ向かいます。

そうすることにより、相手は「あ、気づいてくれたな」「来てくれるな」とわかるので、待たされてもそれほど不快に思わないのです。

どんなに急いで用事をすませても、結果的にお待たせするので、相手の所へ行った際には「お待たせしました」「たいへんお待たせ致しました」などの言葉がけが必要です。

■PS応対ポイント

声をかけられたら、

- 手を止めて。
- 「はい」と返事を。
- 返事は笑顔で相手の目を見て。
- 手早く用事をすませて相手の所へ向かう。
- 「はい、ただいま参ります」「はい、すぐにうかがいます」と笑顔で言えたら、エクセレント!

・相手の前で「お待たせ致しました」「たいへんお待たせ致しました」と言えたならパーフェクト！

■不親切な応対——無言

無言は、無視されたという悪印象が、相手に残ります。

呼びかけに答えない「無言」は無視を意味します。相手の呼びかけにあなたが、返事をしないと相手はいろいろなことを感じたり、悪い想像をします。「いやな感じの人」「何かあったのかな」「何か失礼なことをしたかな」等々。

仕事で忙しいとき、手を離せないときでもまず「はい」と返事をしましょう。

ワンポイントアドバイス

医療や介護現場では常に職員が忙しくしているため、声をかけにくいと感じている外部者が多いようです。

「用事があるなら、声をかけてくるだろう」「声をかけられたら応対すればいいや」という意識は傲慢で怠慢な意識です。

カウンターの向こう側や廊下で行き来している方を見かけたら、「何かご用事ですか？」「ご用件は承っておりますか？」など、こちらから声をかけるよう、心がけましょう。

いいえ

「いいえ」という否定の言葉を使う場面では、言い方に注意が必要です。

「いいえ！ 違います！」「いいえ！ 私じゃありません！」と強く言わず、肯定時より穏やかに発するように気をつけましょう。

「いいえ」だけでなく、「いいえ、そうではありません」「いいえ、そのような意味ではございません」など、言葉を補うとより丁寧で、誤解の少ない表現になります。

また、「いいえ」という否定の意味で「〜ていうか」や「じゃなくて」を使う人がいますが、この省略形はとても失礼です。

■ 返事で理解度がわかる

「反応がないので理解したかどうかがわからない」

「イエスかノーかだけでもはっきり言ってもらいたい」

「『いまの説明はわかりましたか』と聞くと、『はぁ』と返事が返ってくるので困る」。これは看護実習生や新人に対して指導者からよく聞く意見です。

指導者から説明や指導を受けるときは、返事や頷きで、相手に自分の理解度を伝えることが指導してくださる方へのマナーです。

■プラスアルファの意思表示を

　何か質問をされた場合、「はい」や「いいえ」だけでは不十分な場合があります。

　たとえば、「○○のやり方は昨日の指導者から習いましたか？」との質問があったとします。これに「はい」とだけ答えていると、相手は「習ったのならもう教えなくてもいいな」と判断することがあります。

　あるいは、指導熱心な人であれば、「習ったのならできますね。ではやってみてください」と習熟度を試すこともあります。

きちんと習ったのであれば、
　「はい。××××と教えていただきました」
　「はい。◇◇の患者さんの処置について教えていただきました」
　「いいえ、昨日は□□はやっていません。▽▽について教えていただきました」と詳しく答えることで、あなたの理解度が相手により正確に伝わります。

習ったけれど、一人でできるまでには習熟していない場合は、
　「はい。昨日○○さんに丁寧に教えていただきましたが、まだ一人でできるまでの自信がありません」
　「はい。教えていただいた所まではできますが、◇◇の患者さんには、どうすればよいかわかりません」

という具合に、自分の習熟度を相手に詳しく伝えると、指導側があなたに何をどう教えたらよいかの計画を立てることが可能となります。

また、教えてもらう側が、
　「お時間が許すなら、(まだ習っていない所を)教えていただいてもよろしいでしょうか」
　「ぜひ詳しく教えてください」
　「一度教えていただいたのですが、まだ確実にできません。もう一度教えていただけませんか」
　などと積極的に応対してくれたなら、どんな指導者でも熱意をもって指導するのではないでしょうか。

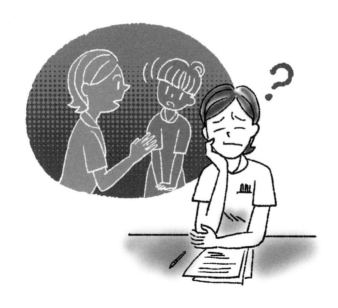

職場での挨拶言葉

おはようございます

　朝は一日の始まりです。たとえ夜勤明けでも、行きかう方々には元気に「おはようございます」と挨拶をしましょう。

　寝たきりの方でも音は聞こえています。ICUなどでは少し声のトーンは落としますが、さわやかに「おはようございます」「○○さん、おはようございます。今日もよいお天気ですよ」と話しかけて朝が来たことを、患者に知らせましょう。

挨拶の使い分けはどこから？

　朝なら「おはようございます」、昼間は「こんにちは」、夜には「こんばんは」と使い分けが必要なことは誰でも知っています。では、いつまで「おはようございます」で、いつから「こんにちは」「こんばんは」に切り替えたらよいのでしょう。

　挨拶は、気持ちや言い方のほうが重要で、切り替え時間はあまり厳密に考えなくてもよいのですが、迷っている方へ参考までに以下をご紹介します。

　「NHK放送文化研究所」では「おはようございます」に関して以下のように回答しています。「午前9時までであれば抵抗を感じる人はそれほど多くないようです。それ以降は、場合・

状況によって注意が必要になってくるでしょう」

> 　午前9時に「おはようございます」と挨拶をしてもよいと考える人は全体の9割程度です。ほとんどの人が問題ないと考えている、と言えるでしょう。
> 　ところが午前10時では、3分の2程度の人が「よい」と考える一方で、3分の1を超える人たちが抵抗を感じるような結果が表れています。
> 　また、この「午前10時の『おはようございます』」は、比較的若い年代では「よい」と考える人が多いのですが、この割合は年齢が高くなっていくほど小さくなっていきます。
> 　そして、都市部に住んでいる人は比較的遅い時刻まで「おはようございます」を使えると考える傾向が強いことがわかっています。生活リズムの違いによるものでしょう。　　　　　　※回答内、グラフは省略。
> (NHK ONLINE　NHK放送文化研究所「最近気になる放送用語」　http://www.nhk.or.jp/bunken/summary/kotoba/term/099.htmlより引用)

「おはようございます」は、10時以降は地域や世代により、少し使い分けをしたほうがいいかもしれません。

同じくNHK放送文化研究所の「こんばんは」は何時から? の質問への回答は以下でした。

「『こんばんは』を使うのが早すぎると思われないために、何時から言うようにしたらよいか」というのは気になる問題ですが、残念ながら一概には決められません。「あたりがどのくらい暗くなっているか」ということと強く関連があるため、地域・季節によって異なるのです。また、日没の時点では「『こんばんは』にはまだ早い」と感じる人も多く、注意が必要です。

こちらにも前述したNHKの調査結果が紹介されていました。

> 前回は「おはようございます」についての話題でした。今回の「こんばんは」についても、NHK放送文化研究所での調査結果があります。テレビで出演者が挨拶する場合に「こんばんは」は何時から言ってもかまわないか、というものです(詳しくは『放送研究と調査』2002年3月号をご覧ください)。
>
> 「おはようございます」では、年代による意識の違いが目立っていました。一方「こんばんは」では、地域による違いがたいへん際立っています。
>
> 調査の時期は冬ですが、「こんばんは」は午後5時から可、という回答は、北海道では半数を超えているのに対して、九州沖縄では10%にも達していません。これは、地域によって日没の時刻が異なるからです。調査した12月上旬の「日の入り」の時刻は、札幌が午後4:00、福岡が5:10となっています。
>
> 日が沈んでからも、1時間弱程度は「薄明」と言って空がほのかに明るい時間が続きます。この「薄明」の時間帯では、まだ「こんばんは」という挨拶には抵抗があり、日が沈み終わって本格的に暗くなってきてから「こんばんは」と言うのが、一般的な使い方のようです。
>
> 「こんばんは」の使用開始時刻は、あたりの明るさが規準になっているので、「一年中同じ」というわけにはいきません。また、そのニュース・番組を視聴する方々の地域はどこからどこにわたっているのか、ということに気をつけておく必要があるでしょう。　※回答内、グラフは省略。
> (NHK ONLINE　NHK放送文化研究所「最近気になる放送用語」 http://www.nhk.or.jp/bunken/summary/kotoba/term/100.htmlより引用)

「こんにちは」から「こんばんは」の切り替えは、〇時だからではなく、あたりが暗くなっているかどうか、がポイントのようです。

第1章　きっかけづくりの言葉や用語

お疲れさまです（上司や他部署の方に）

　夜勤明けの方には朝からお疲れさまでもOKでしょうが、出勤してきた方には、「おはようございます」のほうが、相手にとってはよい挨拶となるのではないでしょうか。

　有名な芸能人が、「目下の人間から『お疲れさまです』と言われると違和感をもつ」という発言をしたことが、TVや雑誌で取り上げられました。

　病院でも職員同士の挨拶に、朝から「お疲れさまです」というのはどうか、という意見を言う方が時々いらっしゃいます。

　なぜ、このような違和感をもつ人がいるのかにはそれぞれの背景があると思いますが、一つには、ワンパターンな挨拶言葉への警鐘が考えられます。

　とりあえず「お疲れさまです」と挨拶しておこう、という意図が見え隠れする挨拶には心がこもっていませんから、言葉のニュアンスにそれが出ます。

　こちらの顔も見ないような挨拶だったらしてくれなくてもいいよ、と受け取る人が出ても致し方ないことでしょう。

　声の大きさや感じのよさも重要です。心がこもっていてしっかりと相手に向いている挨拶であれば、少なくとも相手に不快な思いは伝わらないのではないでしょうか。

ご苦労さまでした

「ご苦労さま」というねぎらいの言葉は、通常は目上から目下にかける言葉です。

部下や年下の人が、目上の方や年長者に使うと失礼な行為となります。まして、医療者が患者に使う言葉ではありません。

ただし、上司や先輩に心からねぎらいたくて、つい「ご苦労さまでした」と部下や後輩が言ってしまった場合は、相手に気持ちが伝わることもあります。目上の人に使ってしまった「ご苦労さまでした」の言葉も心がこもっていたならば、相手は違和感をもたないかもしれません。

こういう言葉を目下からかけられた際に、「言葉遣いも知らないのか！」と目くじら立てる人がいますが、上司や先輩は言葉をかけてくれた人の心を汲み取り、「ありがとう」「〇〇さんも、ご苦労さまでした」と臨機応変に応対してもらいたいものです。

お大事にどうぞ

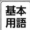お大事にどうぞ。

どうぞお大事に。

▶たとえ顔見知りの患者でも心をこめて、応対してほしいものです。

どうぞお大事になさってください。

どうぞお大事になさいませ。

▶雨の日、雨上がり、雪の日などは、気遣いの言葉かけもプラスすることをお忘れなく。

傘をお忘れになりませんように。

滑りやすくなっておりますので、足元にお気をつけくださいませ。

▶「ませ」について：〜ませには以下の２つの使い方があります。
ませ 助動《丁寧の助動詞「ます」の命令形》
①丁寧の気持ちを込めて、相手にある動作を要求する意を表す。「どうかお許しくださいませ」
②丁寧の気持ちを込めて挨拶する意を表す。「ごめんくださいませ」
［補説］ ①②とも「いらっしゃる」「くださる」「なさる」などの尊敬語に付いて用いられます。また、「まし」となることもあります。 (「コトバンク」https://kotobank.jp/word/)

ありがとうございます

基本用語 ありがとうございます。

ありがとうございました。

マジックワード

アメリカ人の友人から「マジックワード(Magic Words)と言われている言葉が2つある」と聞いたことがあります。

マジックワードとは魔法のような(効果がある)言葉のことですが、それはThank you(Thanks):ありがとう とPlease:どうぞ~(して)ください でした。

「ありがとうございます」は世界共通、相手との良好な関係をつくる魔法の言葉です。何かしたときに、「ありがとうございます」と相手から言われて、不快になる人はいません。こちらからお願いして相手に何かしていただいたときももちろんですが、相手のさりげない気遣いなども見逃さず、「ありがとうございます」「ありがとうございました」と感謝の気持ちを言葉で表しましょう。

なお、本書を書くにあたって、インターネット検索をしてみたところ、Magic Wordsには他にもMay I, Excuse me, I'm sorry, You are welcomeなど相手を思いやった丁寧な言い方

が紹介されていました。

ありがとうの由来

　ありがとう、という感謝の言葉は、仏教から生まれた「有難い」に由来する言葉です。「有難い」とは「滅多にない」ということです。

　昔の人たちは、滅多にないまるで奇跡のようなことを「有難し」と表現していたようです。これが、ありがとうという感謝の言葉としてのちに使われ始めたと言われています。

失礼します

失礼します。

失礼致します。

お忙しいところ、失礼します（失礼致します）。

お話し中、失礼します（失礼致します）。

先ほどは失礼しました（失礼致しました）。

お電話では失礼しました（失礼致しました）。

先日は失礼しました（失礼致しました）。

入室の際には、ノックを先に

　医療現場では、「失礼します」と患者に聞こえたときには病室の中ほどまで入り込んでいる、という方が時々います。

　病室は、（一時的であれ）患者に使用権のある生活空間です。

　常識的に考えるなら、人の生活空間に入り込むときには、先に相手の許可を取ります。入り込んだあとから失礼しますと声をかけるのは、厳密に言うならとても「失礼」な行為です。

　着替えなど、相手にとっては都合の悪い場合もありますから、余程の緊急時でないかぎり、入室は相手に「いまから入室します」としっかり合図が伝わってから、入るのがマナーです。

　この「いまから入室します」の合図がノックです。

　まず軽くノックをしてやや間を取ってから、「失礼します」と入室するように心がけましょう。

■会議室や面談室で

　筆者は仕事先の応接室などで、その部屋のドアが突然バンと開き、入って来た方が「アッすみません」と行って慌てて立ち去って行った、という経験を何度もしています。こちらもびっ

くりしますが、相手の方もたいへん恐縮され、バツが悪そうで気の毒な思いをします。

　会議室や面談室、応接室ではノックをしましょう。

　面談相手と待ち合わせの場合、軽く3〜4回ノックをして、中の様子をうかがい「はい」と返事があれば入ります。声が聞き取りにくいこともありますので、声が聞こえない場合は少しだけ時間をおいてから、「失礼します」「お待たせ致しました」と入室します。

　研究室や発表会場などでは、邪魔にならないよう、ノックなしで入ります。

承知しました

 承知しました。

　　承知致しました。

　了解した、わかった、ということを表す言葉はいくつかありますが、「わかりました」＜「承知しました」＜「かしこまりました」の順番で丁寧度が上がります。

　「了解しました」は同じ組織内の人同士の応対にとどめましょう。患者や外部の方には「承知しました」が適切です。

かしこまりました

 かしこまりました。

「かしこまりました」のほうが「承知しました」より丁寧な印象が残ります。

ビジネス現場では当たり前に使われている「承知しました」や「かしこまりました」ですが、残念ながら医療や介護現場ではあまり耳にしません。

ごく普通の応対用語ですから、こういう言葉を応対でさらりと使える医療者がたくさん育ってほしいと思います。

敬語は、普段から使い慣れていないと、いざ使うときに相手に堅苦しい印象を与えてしまいます。さわやかに笑顔で「承知しました」「かしこまりました」と練習をしておきましょう。

すみません・申し訳ありません

 すみません。

　　　　申し訳ありません。

申し訳ございません。

たいへん申し訳ございません。

謝罪しなくてはならないような状況は、できれば避けて通りたいのが人情です。

もしそういう状況になった場合には、早くその場を切り上げたくなるでしょう。

だからといって、うわべだけ謝罪言葉を述べてその場を切り抜けようとすると、応対が雑になったり、真摯さを欠いた対応になります。これでは、相手の感情を逆なでし、問題がこじれ、さらなるクレームにつながる恐れがあります。

謝るときには心から謝ります。

そして相手の感情が収まるまで話を聞き、相手がかかえている問題を親身になって一緒に解決する姿勢が最も重要となります。苦情対応の言葉については、p.166をご参照ください。

よろしくお願いします

 よろしくお願いします。

よろしくお願い致します。

どうぞよろしくお願いします。

どうぞよろしくお願い致します。

▶患者へ
こんにちは。本日、○○さん(さま)のリハビリ担当を致します理学療法士の△△です(と申します)。どうぞよろしくお願い致します。

▶職員へ
本日から、こちらの部署に配属になりました看護助手の△△です。何かとご迷惑をおかけすると思いますが、どうぞよろしくお願い致します。

　患者に対して、あるいは配属先で新しい上司や同僚に対してなどさまざまなシーンで使える言葉です。心をこめて挨拶しましょう。また、「よろしくお願いします」と言われることも多いのですが、その場合は以下のように答えます。

▶相手が同僚の場合
こちらこそ、よろしくお願いします。わからないことがあれば、何でも聞いてください。

▶相手が患者の場合
ありがとうございます。少し左足がお悪いとのことですが、お手伝いが必要なときには、ご遠慮なく私や他のスタッフにお申しつけください。

挨拶のまとめ

- 挨拶は、人間関係をスムーズにスタートさせます。
- 挨拶は、相手の心を開きます。
- 挨拶は、相手の緊張をほぐします。
- 挨拶は、自分から進んで、いつでも、どこでも、誰にでも行いましょう。

挨拶で職場風土がわかります

　患者には積極的に挨拶する職員も、委託業者の方には声をかけない、といった場面に遭遇することがあります。人のえり好みや差別的意識を感じて空しくなります。

　このような組織では、上司の部下への挨拶も少ないようです。

　逆に、行きかう職員が朝元気よく誰にでも「おはようございます」と挨拶をしている病院に行くと、ここで治療を受けても大丈夫だな、と何となく安心します。

　このような所では、ほとんどの管理者が自分からいろいろな人に挨拶の声かけをしています。

　職員がよく挨拶する病院では、患者も挨拶や返事をしっかりとする人が多い傾向があります。

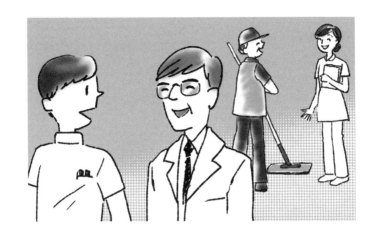

　挨拶で、職場風土がわかります。

　職場風土は病院全体のイメージをつくります。

　職員の挨拶がしっかりしている組織では、職場風土も好ましい傾向にあり、それがサービス提供に反映されるため、患者満足度も高くなります。

　たかが挨拶ですが、病院のイメージづくりに影響するとなると、手抜きは禁物です。

仕事ができる人ほど先に挨拶する

　「あの新人、挨拶もしなかった」と先輩や上司がむくれている場面に出くわすことがあります。

　新人や実習生などは積極的に自分から挨拶をすることで、ま

わりからの好感度が高まります。仕事や実習をスムーズに行うためにも挨拶は重要です。

職業を問わず、仕事のできる人は、挨拶や言葉かけが早い傾向にあります。

また、相手より先に言葉をかけます。

声をかけられることを待っている人より、先に声をかける人のほうが、感じがよい人だ、と好感をもたれます。理由は、p.61の「ストローク」の項をご参照ください。

目上のほうから積極的に挨拶を

では、挨拶はいつも目下からしなくてはいけないものなのでしょうか。

犬や猫など動物も挨拶をします。

動物の場合、目下から目上に挨拶をするのが原則です。

ところが、チンパンジーのような高等なサルは、目上のものから目下のものへ挨拶するというおもしろい行動が観察されているそうです。高等なサルは、目下をいたわるリーダーシップをもっているのでしょう。

チンパンジーより勝っている霊長類の人間が、一般的なサルレベル（目下からだけ挨拶）では、情けないですね。

先輩や上司であれば、自分から積極的に後輩や部下に挨拶をしてほしいものです。

質問するときの言葉・用語

おわかりでしょうか

おわかりでしょうか。

おわかりいただけましたでしょうか。

お受けいただく検査のご説明は以上ですが、おわかりいただけましたでしょうか。

先ほどの医師の説明は、おわかりいただけましたでしょうか。何かご質問があれば、ご遠慮なくおっしゃってください。

わかりましたか。

理解できましたか。

「理解できましたか」は、たとえ「ご理解いただけましたでしょうか」と言い換えたとしても使わないほうが無難です。「理解できるかどうか」という相手の理解力を確かめたと受け取ら

れる場合があります。「失礼だ」と相手に誤解されることがあるので注意が必要です。

言い方に注意：「おわかりでしょうか」を使っても、「〜か」を強く発音すると、きつい表現になってしまいます。相手に確かめる場合には、優しい言い方を心がけましょう。

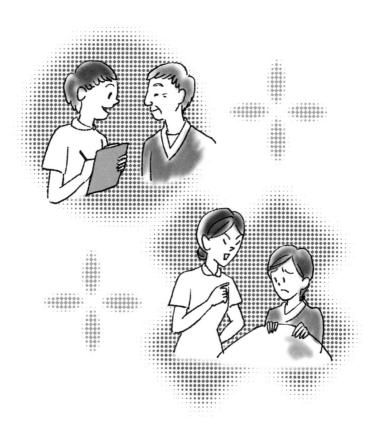

いろいろな場面で使える言葉

さまざまな場面で使える言葉をご紹介します。
ぜひ身につけてスマートな応対をしましょう。

いかがですか（いかがでしょうか）

基本用語

▶具合を尋ねるとき
具合はいかがですか。

今日の体調はいかがですか。

ご気分はいかがですか。

▶相手の都合を尋ねるとき
ご都合はいかがですか。

▶食事のとき
お味はいかがですか。

PS応対

30分後にお身体を拭きに参りますが、ご都合はいかがでしょうか。

＊いかがですか　は　いかがでしょうか　でもよい。

よろしいですか（よろしいでしょうか）

お食事をお持ちしてもよろしいですか。

お身体をお拭きしてもよろしいですか。

いまお時間よろしいですか。〈対面でも、電話でも〉

お荷物はこちらに置いてもよろしいですか。

ベッドの高さはこれでよろしいですか。

来週、もう一度受診していただいてもよろしいですか。

＊よろしいですか　は　よろしいでしょうか　でもよい。

ワンポイントアドバイス

一方的に指示しない

「来週月曜日に来てください」

「次回は、5日後に来てください」

患者にこのように指示をする人がいますが、相手にも都合というものがあります。

「来週月曜日にお越しいただけますか」

「次回は、5日後に受診していただけますでしょうか」

と依頼形で聞いてほしいと思います。

また、なぜその日なのかの理由もしっかり説明しましょう。

「お薬がちゃんと効いているかもう一度検査致します。5日後の◇日にお越しいただきたいのですが、ご都合はいかがでしょうか」

医療は相手がある仕事です。一方的な指示はマイナスのストロークとなり、相手の不快感を呼び起こすことがあります。

「指示でなく依頼」の応対を身につけましょう。

どちらですか（どちらでしょうか）

○○さんのお荷物はどちらですか。

利き腕はどちらですか。

お住まいはどちらですか。

*どちらですか　は　どちらでしょうか　でもよい。

▶どちら〜ですか(どちら〜でしょうか)。

どちらへお越しですか。

どちらが、息子さんですか。

注射は、どちらの腕がよろしいですか。

＊ですか　は　でしょうか　でもよい。

ありますか

何か質問はありますか。

痛い所はありますか。

説明書はお手元にありますか。

＊ありますか　は　ありますでしょうか　おありでしょうか　ございますか　などでもよい。

いらっしゃる

▶どこかに**居る**ときに

😔 ○○さんは病室にいます。

⬇

😃 **○○さんは病室にいらっしゃいます。**

😔 看護部長は、会議室にいます。

⬇

😃 **看護部長は、会議室にいらっしゃいます。**

▶誰かが**行く**ときに

😔 ○○さんは、これからご家族と一緒に面会室へ行きます。

⬇

😃 **○○さんは、これからご家族と一緒に面会室へいらっしゃいます。**

😔 ▽▽先生は、回診に行くそうです。

⬇

😃 **▽▽先生は、回診にいらっしゃるそうです。**

▶こちらに**来る**ときに

😞 ▽▽さんが2時に、こちらに来ます。

⬇

▽▽さんが2時に、こちらにいらっしゃいます。

😞 院長先生が、来ました。

⬇

院長先生がいらっしゃいました。

うかがいます

▶**行く**の意味で

😞 私が(△号室へ)行きます。

⬇

私が(△号室へ)うかがいます。

検査のご案内で、2時頃(病室へ)うかがってもよろしいですか。

麻酔科医が、4時に病室へうかがいます。

▶**聞く**の意味で

☹ 私が、その話を聞きました。
⬇
😄 **私が、その話をうかがいました。**

😄 **お薬の場所は、奥さまからうかがいました。**

昨日お話をうかがいましたが、もう少し詳しくうかがってもよろしいですか。

ワンポイントアドバイス

相手が動作の主体では使えません。

☹ 患者さんが、診察室へ うかがいます。
⬇
😄 **患者さんが診察室へいらっしゃいます。**

☹ 先生から話をうかがいましたか。
⬇
😄 **先生から話をお聞きになりましたか。**

お願いするときはこの組み合わせで

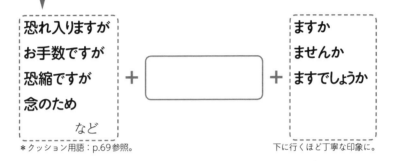

*クッション用語：p.69参照。　　　　　　　　　　　下に行くほど丁寧な印象に。

〈例〉

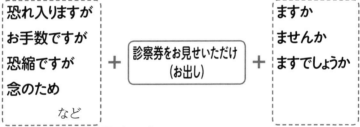

*自由に組み合わせて練習しましょう。

▶ほかにもこのような言い方ができます。

恐れ入りますが、仰向けになっていただけますか。

お手数ですが、この書類をご記入いただけませんか。

残りの治療がありますので、恐縮ですが、来週以降にもう一回受診していただけますでしょうか。

念のため、お電話番号をうかがえますか。

恐れ入りますが、こちらの書類は入院手続き担当にご提出いただけますでしょうか。

差がつく言葉

▼もらう

😟 総務課の○○さんから、旅行のお土産をもらいました。

⬇

😄 **総務課の○○さんから、旅行のお土産をいただきました（頂戴しました）。**

▼知っている

😟 売店の場所、知ってますか。

⬇

😄 **売店の場所はご存じですか。**

😟 ○○のことなら知ってます。

⬇

😄 **○○のことでしたら、存じております。**
　　　　　　　（存じ上げております）

☹ その薬の名前は、知りません。
⬇
😄 **その薬の名前は、存じません。
　　　　　　　（存じ上げません）**

▼**見る**

☹ この写真、以前見たことあります。
⬇
😄 **このお写真、以前拝見したことがあります。**
　▶相手の持ち物には「お」をつけます。

▼**読む**

☹ 昨日もらった書類、読みました。
⬇
😄 **昨日いただいた書類、拝読しました。**

▼**持ってくる**

☹ その本なら家にありますから、明日持ってきます。
⬇
😄 **その本でしたら家にありますので、明日持参致します。**

▼言う

 その件は、私が言います。

 その件は、私が申し上げます。

その件は、私がお伝え致します。

呼称に気をつけましょう

　成人したスポーツ選手やタレントがメディアで「おかあさん」が「おとうさん」が、と話すことが多くなったように思います。

　とくにその業界で活躍しており、子どもたちがヒーローとして憧れている人物が、「おかあさんが……、おかあさんから……」と連発していると、なんとなくガッカリします。メディアの影響は大きいので、子どもたちに同じような幼児性のある言葉遣いが伝わるのではないかと、心配してしまいます。

　逆に若いタレントやスポーツ選手が、「母は〜です。祖父から〜と言われました」と正しい呼称で話していると、「若いのに、しっかりしているな」と安心します。

　友人同士では許されるかもしれませんが、仕事の場で幼児言葉を使うと、社会人としての未熟さを露呈し、信頼感が損なわれるので注意が必要です。

注意が必要な呼称

身内を表す呼称には注意しましょう（表1参照）。

😣 ○○さんのおばあちゃん、98歳って聞いたんですけど……。

⬇

😄 ○○さんのおばあさま、98歳だとうかがいましたが……。

😣 ○○さん、家族は何人ですか。

⬇

😄 ○○さん（○○さま）、ご家族は何人ですか（ご家族は何人いらっしゃいますか）。

表1　注意が必要な呼称

	😄	😣
自分自身	わたし、わたくし	うち、おれ、ぼく、自分
自分たち	私ども	うちら、おれら、ぼくたち、自分ら
自分の家族	母、父 祖母、祖父 曾祖母、曾祖父	おかあさん、おとうさん おばあちゃん、おじいちゃん ひいばあちゃん、ひいじいちゃん
自分の親戚	叔父（伯父）、叔母（伯母）	おじさん、おばさん
会話の相手の家族・親戚		
	おかあさま、おとうさま、おばあさま、おじいさま、おじさま、おばさま お子さま（お子さん）、息子さま（息子さん）、お嬢さま（お嬢さん） ご家族、ご親戚	

> 組織関連の呼称

▼自分の病院・学校

☹ うちの病院、うちの学校

⬇

😄 わたくしども、当院 (当校・本校)、弊院 (弊校)

▼相手の病院・会社・学校

☹ そちらの、相手の病院・会社名を呼び捨て

⬇

😄 そちらさま、御社、相手の病院・会社名・学校名＋さま (さん)

メールや書類などでは、貴院、貴社・貴校を使います。

〈例〉
PS病院さま (さん)
PS株式会社さま (さん)
PS医療専門学校さま (さん)

PS応対のポイント

　本書は「言葉と用語」に焦点を当てた本ですので、今回応対の仕方に関しての記述はあまりしていません。

　応対は言葉と行動がセットですので、できれば、行動面も詳しく解説したいところですが、紙面の制約があります。

　今回は、以下に最低限必要な行動のポイントをまとめましたので、そちらをご参考になさってください。

感じのよい応対4つのポイント

　　①アイコンタクト　　　②ニッコリ
　　③テキパキ　　　　　　④ハイオアシスヨ

①アイコンタクト

　相手の方に目線（視線）を合わせましょう。

　目を見るということは「あなたを無視していません」という合図です。

> ▶注意点
> 日本人は欧米人とは違い、目をじっと見つめて話す習慣がありませんので、あまりじっと見つめすぎないようにしましょう。

②ニッコリ

目を合わせるだけでなく、笑顔も忘れずに。

笑顔がなくて、視線だけ合っていると怖い印象を与えます。

▶注意点
「素敵な笑顔」づくりには、表情筋の訓練が必要です。口角がしっかりと上がっているか、鏡や携帯で確認してみましょう。

③テキパキ

お辞儀をするときも、近づくときもテキパキとした迅速な動作を心がけましょう。

テキパキとした動作は、相手の信頼感につながります。

ワンポイントアドバイス

いくらテキパキといっても院内は走らないようにしましょう。

また、たとえ急がなくてはならないときでも、周りの患者の様子などを把握するくらいのプロ意識はほしいものです。

病院には、高齢者、杖を突いた方など、通常より歩行速度が遅い方が、たくさんいらっしゃいます。急いでいるときには、このような方々を追い越していく場合もあるでしょう。たとえば、狭い廊下などでは相手の安全に配慮しながら、「失礼します」と声をかけたり、会釈をしながら追い越すといった配慮が必要です。

④ハイオアシスヨ

　挨拶や返事の言葉を省かないように、相手との良好な関係づくりをしましょう。ハイオアシスヨの詳細は、p.17をご参照ください。

■ しゃがんで応対する

　多くの対応場面では、しゃがんで応対します。

　しゃがむと相手のほうが見下ろす形になり、こちらの視線が下から上、もしくは対等になるので、相手に良い印象が残ります。

　しゃがんでいる人や寝ている人のそばに立って相手を見下ろすと、相手からは傲慢に見えます。

　医療者がせっかく適切な応対用語を使っていても、相手に見くだされている印象が残ってしまうのはもったいないことです。

　座っている方、車いすの方、ベッド上の方などとの応対は、しゃがんで行います。

　しゃがむ際には、膝はつかず（感染対策上、衣服が床につかない注意が必要です）安定がよく、見栄えがよい形を工夫してください。

サービスは無形

医療は無形の価値を提供する業種

　医療はサービス業です。

　産業として捉えるとき、サービス業は「無形の価値」の提供をする業種だと規定されます。

　医療は、医療技術や専門知識といった無形の価値（医療サービス）を「商品」として提供し対価をいただいている業種です。

　医療サービスは価値ある商品ですが、サービスを受けたあとに相手の手元に残るものがほとんどありません。

　医療では、書類や器具という物も提供するのですが、こういった形があるものは医療の核となるサービスではありません。

　医療者が提供する技術や知識といった核となる商品は、製品のように持ち帰ることのできる物ではなく、患者にとっては「体験」です。

　診察・治療・ケアといった無形の技術や知識がメインの医療サービスは、提供する（患者が受ける）と同時に終わりますので、あとにはほとんど何も残らないのです。

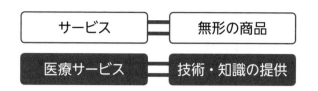

　「体験」が患者にとって満足あるものであったとき、よい評価が生まれます。

　逆に何かしらの不満が残った場合には、悪い評価となってしまいます。

　キュアやケアといった専門性が強いものは、素人ではその質が高いか低いかの評価がしづらいといった性質があります。

　そこで、専門的なケア・キュアに付随する医療の提供の仕方やいわゆる「接遇」と言われる応対マナーも、良し悪しの評価基準として重視されます。

　「あの看護師さんは注射がうまい」「あそこの先生は説明がわかりやすい、親切だ」といった評価が口コミとなって患者が増えるということはよくあることです。

　医療サービスを提供する側は、この点をよく理解し、対人スキルを磨く工夫が必要となります。

■言葉一つで患者満足度が変わる

　たとえば、痛みが強い性質の注射をする際、「痛いのですが、よく揉んでください。痛みは一日で取れますから、ご心配は要りません」と先に説明を受けた場合と、何の説明もなくたいへ

ん痛い注射をされた場合の患者の受ける印象には大きな差が出てきます。

　一言伝えておけば問題がないのに、それを省略したことで「痛いなら先にそう言ってくれればいいじゃないの！」との相手の怒りにつながるのは、残念なことです。

　個々の医療技術や知識に加え、医療の提供の仕方、応対の仕方が患者の満足度に大きくかかわってきます。

　医療者として収入を得るのであれば、相手の満足度が上がるような医療提供を心がけてこそプロと言えるのではないでしょうか。

人はストロークを求めている

ストロークの原点

　ストローク(stroke)は、アメリカの精神科医エリック・バーンが1950年代に発表したTA(Transactional Analysisトランザクショナル・アナリシス：交流分析)に出てくる言葉です。

　Strokeは名詞としては打つ、水泳のストローク、漕ぐなどの意味がありますが、他動詞には、なでる、さする、といった意味があります。

　TAで用いられるストロークは後者から派生しています。

　人が肉体的にも精神的にも健康に育つには他者とのストロークが欠かせません。

たとえば、赤ちゃんが生まれると母親は、話しかけたり、ほおずりしたり、笑いかけたり、抱っこしたりといった触れ合いをします。
　これがストロークの原点です。
　大人でも子どもでも、他の人からニッコリ微笑まれ優しい言葉をかけられると、いい気持ちになります。逆に意地悪な言葉を投げかけられると心が傷つきます。
　ストロークは言葉だけでなく態度や行動も含んでいます。
　人を心地よい気持ちにさせる言葉や態度をプラス（＋）のストロークと言います。
　逆にいやな気持ちにさせる言葉や態度をマイナス（－）のストロークと言います。
　日本では、小中学生のいじめがあとを絶ちません。
　いじめのなかでも、殴る、叩く、蹴る、つねる、無視するといった行為は、ディスカウントと言われます。マイナスのストロークの何倍も人の心身のダメージを大きくする行為です。
　残念なことに、医療や介護現場でも、患者や利用者の方に暴行を加えたり、暴言を吐いたりといった行為が起こっています。
　このような心が傷つくストロークを求めて生きている人は誰もいません。
　人は皆、心が幸せになるようなストロークを常に求めながら生きているのです。

ストロークは、受け取った相手が判断する

　医療者が、患者に向けて何気なく発する言葉や行為が、患者にとってプラスのストロークであれば、患者は癒され勇気づけられます。

　しかし、相手の不快感を呼び起こすようなマイナスのストロークであれば、ストレスの引き金になったり不満が蓄積します。

　自分の目つき、表情、態度、挨拶、言葉、応対、医療サービスの提供方法など、すべてのストロークが、患者に快不快を与えることを、対人サービス業者は知っておく必要があります。

　ストロークがプラスかマイナスかは、受け取った相手が決めます。

　自分では問題がない応対をしたとしても、相手が失礼だな、と感じるとマイナスのストロークとなってしまいます。

　人の感じ方はまちまちですが、ストロークが常にPS（この場合は、患者満足Patient Satisfaction）を意識したものであるなら、マイナスと受け取られることは少ないと思います。

　マナーを欠いたストロークの職員が散見される病院では、患者の苦情が多くなったり、ちょっとしたことで職員とトラブルになりがちです。

　職員のストロークが患者にとってプラスと感じられるものなら、患者は安心して医療を受けることができます。

　プラスのストロークを受けている患者は、職員に対して親近感や好感をもつので、職員に協力的になります。

■■ 重要な職員同士のストローク

　職員同士のストロークも重要です。

　職員間にマイナスのストロークが多いと、協力が必要なシーンで協力体制ができなかったり、部署同士で敵対したりと、殺伐とした感じの組織になっていきます。

　いたわりや励ましのストロークが多い職場は、職員が明るく活き活きと働いています。また職員同士、部門同士の協力もよくできています。

　プラスのストロークが多い人は、他の人からもプラスのストロークをたくさんもらえます。

　たとえば、いつもにこやかに話しかける人は、無口な人より多くの人からプラスのストロークを返してもらっています。

　自分のストロークは、回り回って自分に戻ってくるのです。

　本書で紹介している言葉や用語は、言い方に気をつければ、すべてプラスのストロークとなります。

　ごく当たり前の挨拶言葉や常識的な敬語ばかりですが、これらの言葉を出し惜しみすることなく、適宜使うことができれば、相手の満足度は確実に上がるので、良いフィードバックが増えます。そのことによりあなた自身も、対人サービス業のおもしろさを感じることができるはずです。

第 2 章

PS応対用語

患者満足(PS)5つの物差し

　患者が医療機関を評価する際には、医療技術・知識の提供の仕方や応対マナーが重要だとp.59に記載しましたが、それを裏づける研究結果があります。

　以下は、拙著『質が問われる時代の　看護サービスマネジメント』(前掲)のp.3~4からの引用です。

　近藤隆雄氏(明治大学大学院グローバルビジネス研究科教授・現多摩大学経営情報学部名誉教授)は、顧客がサービスの品質を決定する判断基準として、5つの物差しを掲げています。

(近藤隆雄：サービス・マーケティング　サービス商品の開発と顧客価値の創造. p138~142、生産性出版、1999)

①信頼性(Reliability)とは、企業が(明示的にせよ、暗黙裡にせよ)約束したサービスを、正確にキッチリと提供できる能力への信頼感である。(以下省略)

②反応性(Responsiveness)は、積極的かつ迅速に顧客の求めに応じて行動するかどうかの側面についてである。サービス提供にあたっての担当者の姿勢と行動についてだ。(以下省略)

③確信性(Assurance)は、顧客に対してサービスの質に関する信頼感と確信を印象付けられるような、企業と従業員の能力を意味している。具体的には、従業員の持つ「知識・技術」

と顧客への「礼儀」に関する評価である。(以下省略)

④共感性(Empathy)は顧客の個人的問題や気持ちを理解し、問題を一緒に解決しようとする姿勢である。(以下省略)

⑤物的な要素(Tangibles)は、建物の景観、部屋の作り、備品、従業員の服装、パンフレットなどコミュニケーションの道具類などのことだ。(以下省略)

5つの物差しは、医療にも当てはまります。

これら5つの評価基準のうち、⑤の物的な要素のウエイトは研究結果では10%以下となっています。新しい病院、最新機器、整った設備の部屋、ホテルのような調度品などは患者にとって快適ではあるのですが、患者満足を考える際には最重要ではないということです。

応対で評価が決まる

5つの基準中、②、③、④は提供する人、つまり医療者の応対の仕方を指しますが、上記研究によると、すべてのサービス業の平均値を取った際、全体の6割以上をこの応対部分が占めています。

専門性が強い医療では、①は、患者は正確には評価しにくいものです。しかし、職員の応対は簡単に評価できます。

そして、あの病院は感じがよい(悪い)、職員が親切だ(気が利かない)、職員教育が行き届いている(いない)といった評価

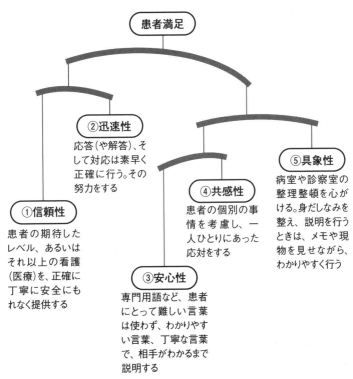

図1 患者満足の5つの物差し

を意識的・無意識的に行っています。

評価をされるのであれば、「あの病院いいよ」「あそこのクリニックは職員さんが親切だよ」「先生の腕もいいし、応対も丁寧だよ」など良い評価をされるほうが、医療者も働き甲斐を感じると思います。

本書では、多くの職種でお使いいただきたい「当たり前の応

対用語」を記述しています。ご自分の職種に特有の応対用語をお知りになりたい方にとっては、不足を感じる部分もあるかもしれません。

　ただ、お読みいただく際「知っている」ではなく、「使っている」かどうかを検証してみてください。案外、使っていない用語がみつかると思います。

　また、管理者や指導者の方は、「自分は使っている」ではなく、「部下や後輩が使っている」かどうかを検証してください。

　ほかに良い言い方がないか、自分の職種なら「〜」と使ったほうが適切な言い方になる、と批判的に検証していただいても結構です。

　サービスには、これが絶対良い、というものはありません。

　常にもっと良い方法はないか？　と日々進歩してこそ、相手から評価されるサービス提供が可能になると思います。

クッション用語とは

　クッション用語やクッション言葉とよばれている言葉があります。

　クッション用語は、何かを依頼するとき、お断りするとき、謝罪するときなどに使います。

　クッション（cushion）は、通常、弾力性があり、ショックを和らげます。

依頼、お断り、謝罪などは、デリケートな場面ですから、相手に対して言葉の配慮が必要です。

ストレートな表現でなく、クッション用語を使うことにより、相手の感情を害さない配慮ができるのです。

たとえば、入院患者に外来への移動をお願いするときを想定してみましょう。

「Aさん、いまから外来の2番診察室でB先生の診察を受けて来てください」と用件だけを告げると高圧的な感じで伝わってしまいます。「Aさん、恐れ入りますが、いまから外来の2番診察室でB先生の診察を受けて来てください（くださいますか）」と、「恐れ入りますが」を入れるだけで高圧的なニュアンスが緩和されます。

なお、上記の場合は、「お休み中失礼します。Aさん、恐れ入りますが、いまから外来の2番診察室でB先生の診察を受けていただきたいのですが、ご都合はいかがですか」と告げると、より穏やかな印象になります。

■よく使われるクッション用語

クッション用語でよく使われるのは、以下のものです。

「恐れ入りますが、……」

「失礼ですが、……」

「申し訳ございませんが、……」

「お手数ですが、……」

これまで、あまりクッション用語を使っていなかった方は、相手との関係性をよくするためにも、まずは最も使われている「恐れ入りますが」を使うことから始めてみましょう。
　ほかに、以下のようなクッション用語もあります。

「念のため」

念のため、もう一度お日にちをお確かめくださいませ。

　念のため、お名前をおっしゃっていただけますか。

　念のため、明日お電話で確認していただけますでしょうか。

「あいにく（と）」

あいにく、看護師長の○○は外出しております。よろしければ、私がご用件をうかがいます。

　あいにくと、お尋ねのお部屋はこちらではございません。ご案内致しますので、こちらへどうぞ。

■メールでよく使うクッション用語

　また、クッション用語はメール時も効果的ですから、ぜひ使ってみてください。

　　　「恐れ入りますが、……」
　　　「申し訳ございませんが、……」

「お手数ですが(お手数おかけしますが)、……」
「恐縮ですが、……」

😄 昨日メールしました○○の書類の件でご連絡です。恐れ入りますが、△日必着でご発送いただけますと幸いです。

お忙しいなか、お手数おかけしますが、どうぞよろしくお願い致します。

頼みづらい内容をメールするときには

😄 お忙しいところ恐れ入りますが、……

お手間をとらせて申し訳ございませんが、……

煩わしいお願いで恐縮ですが、……

月末でご多忙のところ、申し訳ございませんが、……

同日に何度か問い合わせなどをするときには

😄 何度もメールを差し上げて申し訳ございませんが、……

何度もお手数おかけして申し訳ございませんが、……

たびたびお問い合わせして恐縮ですが、……

受付時

こちら（の病院）は初めてですか

基本用語 こちら（の病院）は初めてですか。

初めておかかりですか。

初めてのご受診ですか。

 恐れ入りますが、こちらの病院で受診されるのは初めてでいらっしゃいますか。

失礼ですが、初めてのご受診でしょうか、など。

😟 〈いきなり〉初診ですか。

〈いきなり〉初診ですか、再診（再来）ですか。

お久しぶりですか。

ワンポイントアドバイス

「お久しぶりですか」

　長く受診していなかった方へこのような問いかけをする方がいますが、これは間違い。「お久しぶり」は久しぶりに会った相手に「お久しぶりですね」などと使う言葉です。

初診の方ですか

「初診」というのは、業界用語です。

病院にかかった経験がある方なら初診の意味がすぐにわかりますが、あまり病院に縁のない方は「初診」と言われて戸惑うことがあります。

たとえば、自宅のパソコンに「しょしん」と打ち込むと初心、所信などが出てきます。「しょしんですか」と聞かれてすぐにその意味がわかるのは、医療関係者か患者経験がある方でしょう。

できるだけ「初診」という言葉を使わずに応対してみましょう。また、もし「初診の方ですか」と問いかけたときに、相手がけげんな表情をしたら、「こちらの病院は初めてですか」など違う言葉に置き換えてみる工夫が必要です。

ご予約の方ですか

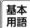 ご予約の方ですか。

ご予約はおありですか。

ご予約なさっていますか。

 恐れ入りますが(失礼ですが)、ご予約の方でしょうか。

恐れ入りますが(失礼ですが)、ご予約はなさっていらっしゃいますか。

😖 予約は。

予約ありますか。

予約してますか。

こちらの用紙にご記入ください

この用紙にご記入ください。

こちらにご記入お願いします。

😄 恐れ入りますが(お手数ですが)、こちらの用紙にご記入をお願い致します。

恐れ入りますが(お手数ですが)、こちらの用紙にご記入いただけますでしょうか。

☹ これに記入しといてください。

これ書いといてください。

○○さん、問診票一応書いといてねぇ。

用紙の記入後にどうするかもつけ加えておきましょう。

のちほどいただきに参ります。

ご記入が終わりましたら、1番の窓口にお出しください。

　記入できる場所にご案内する、筆記具をお渡しする、両手がふさがっている方のお手伝いをするなど、素早く状況判断してヘルプをしましょう。

書いていただく間、そばで待つときには、紙が動かないように押さえる、お荷物をお持ちするなど、気を利かせましょう。

診察券をお願いします

 診察券をお願いします。

診察券はお持ちですか。

 お手数ですが（恐れ入りますが）、診察券をお願いできますでしょうか。

恐れ入りますが、診察券はお持ちでしょうか。

😞 診察券は。

診察券出して。

保険証はお持ちでしょうか

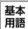保険証はお持ちですか。

保険証をお願いします。

恐れ入りますが、保険証はお持ちでしょうか。

お手数ですが、保険証をお出しいただけますか。

○月になりましたので、恐れ入りますが保険証を確認させてください。

念のためのご確認ですが、保険証のご変更はございませんか。

保険証は。

保険証出してください。

月替わりですから、保険証見せてください。

保険証をお返しするときには

ありがとうございました。

ありがとうございます。お手数おかけしました。

保険証をお返し致します。ありがとうございました。

次回のご診察は、○月です。月が替わりますので、お手数ですが、受付の際に保険証をお見せくださいませ。

▶お返しする保険証などは、両手で相手のほうに向けます。

お名前、ご住所、お電話番号をご記入ください

こちらに、お名前、ご住所、お電話番号をご記入ください。

こちらに、お名前、ご住所、お電話番号をお願いします。

恐れ入りますが(お手数ですがなど)、こちらにお名前、ご住所、お電話番号をご記入いただけますか。

▶記入の必要な箇所を手で示しながら言います。お名前、ご住所、お電話番号の部分はゆっくり言います。

お差し支えなければ（よろしければ）、私が記入致しましょうか。

▶高齢者の方、目が不自由な方、赤ちゃんを抱っこしている方、記入に時間がかかりそうな方など、状況に応じて申し出ます。ただし、本人の自署が必要な書類などは代筆できませんので、ゆっくりお書きいただける場所にご案内しましょう。

名前、住所、電話を書いてください。

この欄を埋めてください。

ここ書いといてください。

プラスアルファの気配り

▶記入台が近くにある場合は、その方向を指しながら

よろしければ、あちらの台でご記入ください（ご記入いただけますか）。

▶記入台が近くにない場合はバインダーに用紙を挟んで渡します。
どうぞお掛けになってご記入ください。

▶記入後どうするかも伝えておきましょう。
お書きになりましたら、恐れ入りますが○番窓口にお出しください。

くださいを、くださいますかなどの表現にすると柔らかい印象になります。

お手数ですが、ご記入後はこちらのカウンターまでお持ちくださいますか。

お呼び出し

基本用語

▶名前で呼び出している場合

近藤さま、近藤美奈さま。二宮さま、二宮明さま。

▶番号で呼び出している場合

5番の方、5番の方。6番の方、6番の方。

5番の患者さま、5番の患者さま。6番の患者さま、6番の患者さま。

▶待合室全体を見渡しながら、ゆっくりと落ち着いた声でお呼び出しをしましょう。

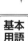 桐谷すずさま、桐谷すずさま。(診察室)8番にお入りください。

5番の方、5番の方、診察室8番にお入りください。

5番(の札)をお持ちの桐谷さま、桐谷さま、(診察室)8番にお入りください<混合型>。

 加藤さん、佐藤さん、高橋さんと名前を連呼する。

加藤さぁ〜ん(間延びした呼び方)。

声が小さい。

ミスをなくすためには

何人も連続でお呼びしたときには、近づいてきた患者一人ひとりにご本人かどうか確認をします。

なかには、耳の聞こえが悪い方、勘違いしている方などがいるので、「確認のため、お名前をおっしゃっていただけますか」「あるいは、○藤△子さまですか」など、確認を怠らないようにしましょう。

プラスアルファの気配り

たとえいちばん最初に入室する方でも、「たいへんお待たせ致しました」や「お待たせ致しました」の声かけを忘れないようにしましょう。

手荷物を持っている方には、「お荷物はこちらに置いてください」と置き場所を示しましょう(「見ればわかるだろう」と勝手に判断するのは不親切です)。

「ください」は命令形!?

〜してください、という言葉が続くと何だかいやな気分になります。

あるクリニックに行ったときに、以下のような応対をされました。

受付：最初に、ここにお名前書いてください(と順番待ちの紙

を示される)。
受付：保険証を出してください。
受付：こちらの問診票を書いてください。
受付：(問診票を出したときに)お呼びするまであちらでお待ちください。

　敬語を使っているのですが、何だかいやな印象だけが残りました。この理由はどうやら「ください」の連続使用のようでした。外山滋比古氏の『思考力の方法　聴く力篇』(さくら舎、2015)に、下記の記述があります。

> "ください"はもともと動詞の「くださる」の命令形「くだされ」が変化したものである。
> そのため、命令形だったことが意識されなくなってしまったのである。
> しきりに、「ください」「ください」と言っているが、失礼になるという意識は欠如している。

　筆者を受け付けた担当者は、短時間に何度も「〜ください」と言っていました。
　笑顔の無い人でしたので、「ください」がもっている命令のニュアンスが筆者に伝わり、何となくいやな感じがしたわけです。
　「ください」を命令形にすると、先の応対は以下のようになります。
受付：最初に、ここに名前を書け。

受付：保険証を出せ。
受付：こちらの問診票を書け。
受付：呼ぶまで、あちらで待て。

　筆者は「ください」を使ってはいけない、と言っているのではありません。

　「ください」を使う際には、優しい言い方と笑顔などの表情に気をつけないと、命令のニュアンスが相手に伝わってしまいます。

　指示内容が多い場合には「ください」ばかり使わず、「いただけますか」や「いただけませんか」など依頼形も使いましょう。会話に柔らかさを出す工夫があれば、相手が違和感を覚えることが少なくなります。

診療時

どうなさいましたか

 どうなさいましたか。

どうされましたか。

 ○○さん、今日はどうなさいましたか。

おはようございます。今日はどうなさいましたか。

こんにちは、○○さん、どうなさいましたか。

▶患者と対面して、笑顔で相手を見ながら声をかけます。
▶また、声のトーンは穏やかに優しい響きになるよう、意識しましょう。

(カルテなど書類を見ながら)どうしました。

(身体は別の方向、顔だけ患者に向けて)どうしました。

今日は？(言葉足らずの応対)

(にこりともせず)どうなさいましたか。

受付での「どうなさいましたか」には注意が必要

　病気の部位によっては、受診するときに患者が羞恥心をもつ場合があります。肛門科、泌尿器科、婦人科などがそうです。

　クリニックや医院では、多くの人が待っている近くに受付が設置してあり、皆に話の内容が筒抜けの所が数多くあります。

　こういう所で「どうなさいましたか」と聞かれると、患者が答えを躊躇する場合があります。

　たとえば、膀胱炎は女性がよくかかる病気ですが、泌尿器科に行かず近所の内科にかかる方も多いでしょう。時間帯によっては待合室には、老若男女、いろいろな方がいます。

　そこで受付から「どうなさいましたか」と聞かれた場合に、「膀胱炎になったみたいです」と答えたり、病名がわからなければ「あの〜、おしっこすると……痛いんですけど……」「おしっこに血が混じってたんです」などと詳しい症状を、待っている人の前で話さなくてはなりません。

　筆者の経験上、狭い待合室ではそういった会話は他の患者に筒抜けです。

　顔見知りがいた場合、「あら、あの人膀胱炎」などと余計な情報を与えてしまいます。

　風邪や腹痛なら他人に知られてもいやだと感じる人は少ないでしょうが、人が羞恥心をもつ病気や症状もあるのですから、

安易に「どうなさいましたか」と受付時に聞かないほうがいいのではないかと筆者は思っています。

さらに、症状によっては「どうなさいましたか」と聞かれても簡単に説明できないことがあります。

受付の位置の工夫がまず必要ですが、物理的に難しいこともあるでしょう。

初診や久しぶりの来院なら問診票を記入してもらうでしょうから、記入していただいたあとに書類で確認しながら、小声で状態をうかがうなど工夫が必要です。

採尿や検査が必要な病気がありますが、詳しい病状を用紙記入の前にうかがおうが、あとでうかがおうが、時間はさして変わりません。

それならば、患者に心理的な負担をかけない方法を取るほうが賢明です。

自分たちの効率一辺倒ではなく、患者心理にも重点をおいてほしいと思います。

お名前をフルネームでお願いします

 フルネームをお願いします。

お名前をお願いします。

念のため、お名前をフルネームでお願いします。

確認のため、フルネームをおっしゃっていただけますか。

ご本人さま確認のため、恐れ入りますが、フルネームでお名前をおっしゃっていただけますか。

「お名前をお願いします」というと、名字だけ答える方がいます。その場合には、「○○さま(さん)ですね。ありがとうございます。恐れ入りますが、下のお名前もお願いできますか」などとつけ加えます。

また「フルネーム」が伝わりにくい場合があります。その場合は以下のフレーズを試してみましょう。

念のため、名字とお名前をおっしゃってください(お願いします)。

恐れ入りますが、下のお名前をうかがってもよろしいですか。

原則として本人確認は、顔見知りの方にも行います。

☹ フルネームは。

お名前は。

どうぞ、そちらにお掛けになってお待ちください

どうぞ、そちらでお待ちください。

どうぞ、お掛けになってお待ちください。

恐れ入りますが、そちらでお待ちください。

恐れ入りますが、そちらにお掛けになってお待ちください。

恐れ入りますが、そちらの椅子にお掛けになってお待ちください。

詳細に伝えるとより親切になります。

恐れ入りますが、お呼び出しがあるまで、そちらでお待ちください。

お声かけしますので、恐れ入りますが、そちらでお待ちください。

順番が来ましたらお声かけします。恐れ入りますが、どうぞお掛けになってお待ちください。

どれくらい待つかわかっているときは、時間や順番を伝えると親切です。

あと5分ほどでお呼び致します。恐れ入りますが、どうぞそちらにお掛けになってお待ちください。

近くに座る場所が無いときは、座れる場所を示すか、お連れします。

あちらのいすにお掛けになってお待ちください。順番になりましたらお声かけ致します。

お待たせしました（お待たせ致しました）

▼**診察室などへ呼び入れるとき**

お待たせしました（致しました）、どうぞお入りください。

お待たせしました（致しました）、今日はどうなさいましたか。

「お待たせ致しました」は、1章でも掲げた言葉ですが、あえて応対用語でも取り上げました。

いちばん最初の受診者だとしても、診察室に呼び入れられる時点では、患者は多少なりとも待たされています。まして、病院では各所で長時間お待たせすることが多いので、「お待たせしました（致しました）」はどの部署でも必須の応対用語です。

また、医師から言われる「お待たせしました」は患者にとって、効果的なストローク*となります。

医師は、積極的に「お待たせしました」「たいへんお待たせ致しました」をお使いいただきたい、と思います。

---

*ストロークはp.61参照。

病室などで

> はい、○○さま(さん) すぐうかがいます

▼スタッフコール・ナースコールの出方

 はい、すぐうかがいます。

はい、ただいまうかがいます。

はい、すぐ参ります。

はい、ただいま参ります。

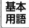 はい、○○さま(さん) すぐうかがいます。

はい、○○さま(さん)ただいまお部屋にうかがいます。

＊うかがいます　は　参ります　でもよい。

 はーい、いま行きま〜す。

どうしました。

ちょっと待っててね〜。

▶対話ができるからといって、スタッフコールやナースコールでは用件を聞かず、すぐにうかがうことを心がけましょう。

プラスアルファで自分も楽に

　コールで呼ばれて用件をうかがう際には、言われたことだけをするのではなく他の用件が無いかを確かめる習慣をつけましょう。また、相部屋では他の方にもお声かけします。

　そういう習慣づけが、何度も病室に向かう手間を省き、結局のところトータルでの仕事の無駄を省くことにつながります。

配膳時

お食事をお持ちしました

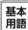お食事です。

お食事をどうぞ。

失礼します。お食事をお持ちしました。

失礼します。お食事をどうぞ。

▶一言付け加えるなら
ごゆっくりどうぞ。

ごゆっくりお召し上がりください。

失礼します、○○さま(さん) おはようございます。
朝食(朝ごはん)をお持ちしました。

認知症の方が増えています。食事だけではなく、朝、昼、夜の時間がわかるようなお声かけで、時間感覚を刺激するなどの工夫が必要かもしれません。

本日は、○○（行事など）メニューです。◇◇が入っていておいしそうですよ。どうぞごゆっくりお召し上がりください。

▶不自由な状態の方には
お手伝いしましょうか。

お手伝い致します。

 はい、とだけ言って手渡す。

ごはんですよ〜。

下膳時

お下げします（お下げ致します）

基本用語
お下げします。

お下げ致します。

おすみでしょうか。

😄 失礼します。お下げしてもよろしいですか。

失礼します。お食事はおすみでしょうか。

☹ 下げますねぇ〜。

だまって下膳する。

食事が残っているのに下げようとする。

急がせる。

検査室などで

> こちらで検査着にお着替えください

こちらでお着替えください。

こちらの検査着に着替えてください。

お着替えはこちらでどうぞ。

😄 恐れ入りますが、こちらで検査着にお着替えいただけますか。

お手数ですが、こちらで検査着にお着替えください。

▶荷物を置く場所も伝えます。

お荷物はこちらの籠にお入れください。

▶杖はお預かりするか、杖置き場をご案内します。

よろしければ、杖はこちらでお預かり致します。

杖はそちらに置いていただけますか。

最近杖をついている方が増えました。

病院ではまだ杖置きがない所や少ない所が多く、置き場に苦労なさっている方をよく見かけます。いすなどに立てかけておくと、他の方が引っかかることがあります。

荷物置きのそばに杖置き場などを設置する工夫も必要です。

杖置きの高さが低いと杖が置けません。受付カウンターなどの杖置き（はさむタイプ）は材質や高さを考えないと、子どもなどがけがをすることがあります。杖を使う人の視点に立って、使いやすい杖置きを安全な場所に設置してほしいと思います。

▶着替えたらどうするかも伝えます。

お着替えがおすみになりましたら、廊下のいすにお掛けになってお待ちください。のちほどお呼び致します。

😞 ここで着替えてください。

着替えはこっちです。

こちら、そちら、あちら

▶物や方向を指すときには幼児語にならないように気をつけましょう。

これ　こっち　➡　こちら

それ　そっち　➡　そちら

あれ　あっち　➡　あちら

どれ　どっち　➡　どちら

廊下やホールで

▼困っている様子の方を見かけたときに

どうかなさいましたか。

何かお探しですか。

何かお困りですか。

お手伝いしましょうか。

(ご用件は)うかがっておりますでしょうか。

▼ストレッチャー、車いすを押すときに

▶患者に

これから動かします。

動かしてもよろしいですか。

右に方向を変えます。

速さは大丈夫ですか。

エレベーターに乗ります。少しガタンとするかもしれません。

▶ストレッチャーや車いすは急に動かしたり方向転換せず、患者に事前に声をかけましょう。

ワンポイントアドバイス

　筆者の家族が入院したときのことです。手術室まで猛スピードで(と筆者には思われました)看護師がストレッチャーを押すので、家族はカーブでめまいがしたと言っていました。また、同行した筆者は、速足でもついていくのが必死でした。速度の感覚は人により違いますから、相手に確認することもときには必要かもしれません。

▶周りの方に

恐れ入ります、道を空けていただけますか。

申し訳ございませんが、少しよけていただけますか。

ストレッチャーが通ります。お足元やお手荷物にお気をつけください。

▼エレベーターで

 恐れ入りますが、もう一歩ずつ中へお繰り合わせください。

▶車いすやストレッチャーの患者だけでなく、周囲の方にも気を配りましょう。

的確に伝える工夫が必要

以下は筆者が受診待ちをしていたとき、目の前で見聞きしたことです。

診察室から出て来た看護師が、患者に説明を始めました。

以下はそのやり取りです。

> 看護師が「○○さん、来週◇曜日は検査ですから、9時に来てくださいね。前日9時以降は、食事はしないでください」と説明を始めましたが、患者は鞄の中の物を探しながら「あー、はい」と返事をしていました。
> 看護師はその後もいくつか指示内容を伝えましたが、患者は「はい、はい」と返事をするだけでした。看護師は何か書類を見ながら説明していましたが、患者には何も渡していませんでした。

> 筆者は、これだけ長々と説明してこの患者は、大事な注意事項をきちんと覚えているのかしら、あとで書類を渡すのだろうか、などとても気になっていました。
> 一通り説明が終わったあと、看護師が「何か質問はありますか」と聞いたのですが、患者が「朝ごはんは食べてきてもいいですか」と看護師に尋ねました。
> 看護師は、えっと言う感じで、「いいえ、食事は前の夜9時までにすませて、検査の日は何も食べないでください」と返事をしました。
> 「ああ、そうですか」と患者は答えたあと「じゃあ、薬は飲んでいいですか」と尋ねました。

　この看護師は、丁寧ににこやかに応対していて感じはよかったのですが、患者が聞く態勢になっていないことに気づいていませんでした。また、一つ一つの説明が長すぎたので、患者に肝心なことが伝わっていませんでした。

　言葉だけでは、理解が進まなかったり、忘れてしまう人もいるので、説明書の準備は必須です。また、その大事な項目にはその場でマークするなどの工夫があると相手の記憶に残りやすくなります。また、説明は一項目に(大事な)用件を一つだけ伝える工夫が必要です。

　書類の準備がない場合や、あっても多くの記述で患者にわかりにくいときには、大事なことをメモに書いて渡すなど、相手の理解を促す工夫が必要です。

コミュニケーションのデメリット

情報は歪みやすい

コミュニケーションは4つの手段を使って行われます。

　　①聞く

　　②話す

　　③読む

　　④書く

会話は「聞く」と「話す」で成り立っています。

会話は録画や録音でもしないかぎり消えてしまいますから、注意しないと歪みが生じます。伝えたいことが、誤解されたり歪曲されたりしてしまった経験をおもちの方も多いと思います。

「ちゃんと伝えたのに、聞いてなかったのかしら」「そんなつもりで言ってません」「いったい、何を聞いてたの」

「そんなこと聞いてないよ」「遠回しに言われてもわかりませんよ」「だったらはっきり言えばいいじゃないの」

注意事項を説明したのに、相手が全くそれを守っていなかった。

「はい」と返事をしたから理解してくれたと思ったのに、伝わっていなかった。

自分勝手に聞く

人は「聞きたいように聞く」傾向があります。

また、話す側も話したいように話します。

会話では以下の4点が起こりがちです。

　①意味づけする。

　②強調化する。

　③省略する。

　④脱落する。

たとえば「昨日ディズニーランドに行きました。シンデレラ城の前でミッキーマウスと一緒に写真を撮りました」では話がおもしろくないので、

「昨日ディズニーランドに行ったらね、シンデレラ城の前に偶然ミッキーマウスがいたんです。一緒に写真撮ってもらえたんですよ〜。チョーラッキーでしょ！」などと強調したり、意味づけして話します。

これが友だちとの会話でしたら、なんの問題もありません。

ところが仕事で、余計な意味づけ、強調化、省略、脱落は、業務のクオリティー(質)の低下につながります。

医療では、安全を損なったり、ミスにつながることがあるので注意が必要です。また、コミュニケーションの歪みは人間関係によからぬ影響を与えてしまうことがあります。

歪みをなくすには

上記のの4つの会話の傾向を前提として、できるだけ歪みの少ない会話にするためには以下の3点に注意しましょう。

1．話の要点を先に伝える。
2．質問・確認で相手に正確に伝わったかを確認する。
3．視覚的な印象が残る工夫をする。

1．話の要点を先に伝える。
〈例〉

　これから、お受けいただく検査についての注意点をお話し致します。注意事項は3点ございます。

　まず1点目は、受付時間の確認です。○月○日は、受付を午前9時30分までにお願い致します。

　2点目は、お食事についてです。お食事は、手術の前の日の午後8時までにすませてください。

　そのあとは、何も召し上がらないでください。お水はコップ1杯程度でしたら、朝8時までは飲んでいただいても結構です。

　3点目は、お薬についてです。医師からご説明があったように、今回の検査は、いつもと違って朝のお薬は飲まないで病院にお越しください。お食事をしたり、お薬を飲んでいると検査ができません。くれぐれもこの点はご注意いただきますようお願い致します。

2．質問・確認で相手に正確に伝わったかを確認する。
〈例〉

　ご説明は以上ですが、何かご質問はございませんか。

以上3点注意事項をご説明しましたが、何かおわかりにならない点はございませんか。

　お食事とお薬の注意点についてはおわかりいただけましたでしょうか。

　p.98～99の例では、看護師の応対でとても良い点がありました。説明後の質問です。

　「何か質問がありますか」と看護師が聞いたので、患者が理解できていない部分が判明しました。

　質問は、相手が理解したかどうかを確かめる有効な手段です。

3．視覚的な印象が残る工夫をする。

　説明は、口頭のみより書類やメモを使いながら行うと相手の理解が進みます。

　物や道具は実物をお見せする、図や動画などを利用するといったビジュアル面での工夫をすると、言葉だけの説明より印象に残りやすくなります。

　相手が知っているだろう、わかっているだろうという思い込みは禁物です。

　また、面倒だから説明を省こう、という怠け心はミスにつながります。

　高齢化社会ではとくに、相手の理解度を失礼のないように確かめながらの応対が、今後ますます必要になってくると思われます。

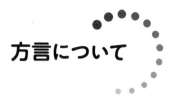

方言について

　筆者は、方言を仕事中適度に使うことは、否定していません。

　方言には温かみを感じる人もいます。また、地元の高齢者との会話は、方言交じりのほうがスムーズに進む場合があります。

　最近、言葉の標準化が進み、若い世代はその地域出身者でも方言を知らない人がいます。

　高齢者がよく使う敬語を先輩などに聞き、相手が方言を使った際には意味がわかるようにしておくことも必要です。

　方言に、敬語表現をもつ地域があります。

　たとえば、関西弁の「〜はる」や名古屋弁の「〜みえる」、博多弁の「〜んしゃる（〜んしゃぁ）」といった言葉は敬語表現です。

　○○さま（さん）、今朝、お食事しはりましたか？

　○○さん（さん）、ご家族は、午後からみえるそうです。

　○○さん（さん）、検査には行きんしゃったですか。

　といった方言は、それぞれ、お食事なさいましたか、午後からいらっしゃるそうです、いらっしゃいましたか、といった敬語表現です。

　地元の方には、このような方言で応対しても失礼には当たら

ないと思います。

ただ、患者は地元の言葉がわかる方ばかりではありません。

相手の反応や会話で判断し、相手のわかる言葉で話すことも重要です。

友だち言葉について

「うん、そうそう。それでいいよ」「○○さん、朝ご飯全部食べた？」「身体の方向変えるよ〜。こっち向いて」等々。

このような友だち言葉を患者に向かって口にする医療者が少なからずいます。

こういう方は、親しみやすさと、なれなれしさの区別がついていないのかもしれません。相手の使う言葉に合わせすぎているのかもしれません。

一所懸命に患者のお世話をしている人が、友だち言葉で患者に接しているのはとても残念です。

尊敬語、謙譲語を使わなくてもいいので、せめて「です」「ます」の応対をしてほしいものです。

プロの医療者とは

医療機関は対価（お金）をいただいています。

お金を払う相手（患者）に信頼してもらうには、サービスの

質向上が必要です。

　サービスの質とは、「専門（知識・技術）業務の質」と、その「業務の提供方法の質」の両方が含まれます。

　業務の提供方法には、応対も含まれます。

　つまり、手術の方法、注射の打ち方、画像撮影技術といった職種別技術提供方法のほかに、丁寧な応対、親切な応対、礼儀正しい応対といった接遇面も含まれます。

　友だち言葉での応対といった低い接遇レベルは、「業務の提供方法の質」だけでなく、「専門（知識・技術）業務の質」まで低く見せてしまいます。

　接遇面は点数化されていませんが、患者の満足度に大きくかかわる部分です。

　接遇面の質向上で、患者の満足度とその医療機関の評判が変わります。

　この点に関しては、p.59で詳しくご紹介しています。

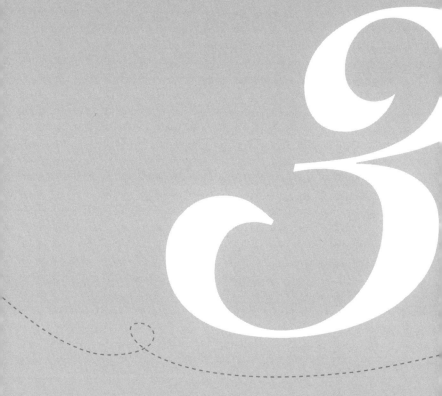

第 3 章
一歩差がつく応対用語

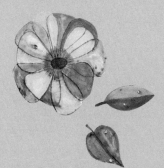

電話応対

電話の特徴

　通信手段の多様化で、電話は日常生活のなかではめっきり使用頻度が減りました。しかし医療現場では、リアルタイムの打ち合わせや患者・家族からの問い合わせなど、電話を使用する場面は少なからずあります。

　電話応対には以下の3点に注意が必要です。

1．電話は声と音だけのコミュニケーション手段
　対面応対は、お互いに視覚（目）で確認できる、というメリットがあります。

　視覚で確認できる、とはどういうことかというと、対面応対ではお互いに視線、表情、身振り手振りなどといった視覚的な方法で会話をカバーし、コミュニケーションの行き違いを補うことができます。

　ところが、電話は聴覚（耳）のみでの応対です。

　相手の声と音だけでコミュニケーションを図るので、ジェスチャーなどの視覚的な補足が効きません。

電話応対は、対面応対以上に「言葉遣い」「声の出し方」と「音」に注意が必要です。

2．適度な声量で、滑舌よく、感じよく。

電話で話すときは、相手の聞き取りやすい大きさの声で、はっきりと滑舌よく話すことが重要です。また、対面応対よりも感じのよい声の出し方を意識しましょう。

電話で「えっ」と聞き返されることが多い人は、声が小さいか滑舌が悪いことが多いようです。

3．「音」に気をつける。

電話機は会話の声だけでなく周囲の「音」も拾います。

周囲で打ち合わせをしていると会話が相手に聞こえてしまいます。

たとえば休憩中の職員同士が、「え、ウッソー」「まじ？」などフランクな会話を近くでしていると、それが相手に聞こえてしまうことがあります。また、ガチャガチャと音の出る器具を使っている近くで会話していると、相手が話を聞き取りにくくなったりします。

近くに患者や外部の方がいる場合、さしさわりのある内容は聞かれないように注意する必要があります。

子機や携帯電話は移動が可能ですから、できるだけ静かで人がいない場所に移動して話す気遣いをしましょう。

打ち合わせ中メンバーに緊急電話が入ったときなどは、受信者の周囲にいる人は、話をやめる、声のトーンを下げる、などの配慮が必要です。

4．わかりやすい言葉を使う。

　同音異義語や短縮語など、紛らわしい言葉を避け、わかりやすい言葉で応対しましょう。

　　・17時に→午後5時に　　・昼頃→12時に
　　・玄関で→1階入口の大きな時計の下で

　のように、あいまいな言葉は、はっきりと伝わる形で伝えましょう。

■保留にしましょう

　たとえ短い時間でも取り次ぎや調べ物をするときは、保留にしましょう。

　電話口を手で押さえて、別の職員と会話をしている人がいます。

　「ちょっと、○○の値段いくらだっけ」

　「えっ、◇◇円だったと思うけど、△△さんなら知ってるかも。△△さぁ～ん」などという会話が相手に筒抜けになっていることがあります。

　少しの時間でも保留にしましょう。

■ITの発達を利用することもおすすめ

　最近では相手の顔をパソコン画面で見ながらの通信が可能となりました。医療者同士、医療者と患者などの情報交換は、IT機器を多用するほうが、電話よりも正確なコミュニケーションを図りやすいことがあります。

　書類や説明したい状況を写真に撮り、送付して、相手と一緒に見ながら問題解決するということが、もっと頻繁に行われてもよいかもしれません。

電話応対のポイント

■電話をかけるときの注意点

- 静かな場所を選んでかける。
- 相手の都合やスケジュールに配慮してかける(事前にメールなどで都合のよい時間を聞いておき、その頃かけるとお互いに効率的)。
- 用件を簡潔にまとめてからかける。
- かけたほうから名乗る(病院名、所属名、自分の名前)。
- 挨拶を忘れない。
- 相手を確認してから用件を話す。
- 「いま、ご都合よろしいですか」など相手の都合を確かめる。
- できるだけ簡潔に終わるように、要領よく話す。
- 伝言する場合は相手の名前を確認しておく。

電話を受けるときの注意点

- 電話にはすぐに出る。
- 3コール以上待たせた場合は、「お待たせしました（致しました）」「たいへんお待たせ致しました」と告げる。
- 第一声は、明るくやや高めのトーンで、ゆっくりと落ち着いて発音する。
  - 直通の場合：はい、●●病院、〇〇（部署名）、□□（職種）、△△（自分の名前）です（でございます）。
  - 交換などを経ている場合：はい、〇〇（部署名）、□□（職種）、△△（自分の名前）です（でございます）。
- 相手の名前、組織名を復唱する。「〇〇さま（さん）ですね」
- 要件を聞いた場合は、ポイントを復唱する。

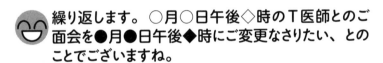

繰り返します。〇月〇日午後◇時のＴ医師とのご面会を●月●日午後◆時にご変更なさりたい、とのことでございますね。

- 挨拶をする。
  - 取引先や業者：「いつもお世話になっております」
  - 患者や家族：「おはようございます」「こんにちは」
  - 院内の方：「おはようございます」「お疲れさまです」など。
- 相手が名乗らないときは、こちらから確かめる。
  - 「失礼ですが、どちらさまでしょうか」
  - 「恐れ入りますが、お名前をうかがえますか」
    ▶不信そうな声を出さない。

- 取り次ぐ場合でも丁寧に応答する。
  - 「ただいま▽▽に代わりますので、少々お待ちください」
- 名指し人が不在の場合はその旨を伝え、急ぎかどうか、他の担当者に代わるほうがよいかなどを相手に尋ねる。

▼名指し人が不在のときの応対

 あいにく、▽▽は外出しておりまして、◇時に戻る予定です（でございます）。

▶ クッション用語を忘れない。
▶ 肯定語で名指し人の状況を伝えます。いない、戻らないは😖。

私、主任の△△と申します。私でよろしければご用件をうかがいますが。

▶ お互いに一度で用件が終わるように、積極的に提案します。

- 担当者が不在の場合は、こちらからかけ直す旨を伝える。

▶ かけ直すときには、いつかけるか伝えます。

お調べしましてこちらからお電話差し上げます。午後3時頃お電話致しますが、ご都合はよろしいでしょうか。

こちらからあらためてお電話致しますが、何時頃がご都合よろしいですか。

▶ 相手の電話番号を聞いておきます。

念のため、お電話番号をお願い致します。

▶ 伝言を受ける場合、もう一度自分の名前を名乗ります。

私、同じ課（科）の△△と申します。私から必ず、○○医師に申し伝えます。

▶ ○○医師より、医師の○○が望ましいのですが、医療機関の監修となっているので、こう記載しています。

▶終わりの挨拶は、丁寧に行います。

わざわざご連絡いただきまして、ありがとうございました。
失礼致します。

　▶相手が切ってから、受話器を静かに置きます。

この流れを表にすると**表2**のようになります。

表2　伝言電話応対例

	応対の流れ	応対例
①	名乗る	はい、□□(部署)△△(職種)○○(名前)でございます
②	相手を確認する	□□の○○さんですね
		□□の○○さまでいらっしゃいますね
③	挨拶する	おはようございます(患者・家族など)
		いつもお世話になっております(取引先など)
④	名指し人不在のお詫びをする	申し訳ございません。あいにく○○は……
⑤	名指し人の状況説明をする	席をはずしておりまして、◇時に戻る予定です
		外出致しておりまして、週明けの出勤でございます
⑥	相手の意向を確認する	私でよろしければ、ご用件をうかがいましょうか
		戻りましたらお電話を差し上げるように申し伝えますが、いかがでしょうか
⑦	必要事項を確認する	折り返しのお電話は何時頃がよろしいですか
		○○からのお電話は◇時以降になりますが、ご都合いかがでしょうか
⑧	電話番号を確認する	承知致しました。恐れ入りますが、念のためお電話番号をお願い致します
⑨	復唱で確認する	＊＊＊-＊＊＊＊ですね
⑩	名前を再度名乗る	私、○○と申します
⑪	対処方法を確認する	○○が戻りましたら……
⑫	終わりの挨拶をする	(わざわざ)お電話をいただき、ありがとうございました(ご連絡いただきありがとうございました)
		失礼します(失礼致します)

＊伝言をメモにし、名指し人がわかる所に置く
＊名指し人が戻ったら、伝言内容を伝える(メモを見たかの確認にもなる)

名指し人が不在の場合、こちらからかけ直しの提案をしても、相手から「いえ、こちらからもう一度お電話します」と言われるときがあります。

　この場合は、「かしこまりました。○○は◇時に戻る予定です。お手数おかけしますが、どうぞよろしくお願いします」と応対します。

■これって失礼極まりないんです?!

　「▽▽は、ただいま席をはずしておりますが、いかが致しましょうか」

　「▽▽は、ただいま外出致しておりますが、いかが致しましょうか」

　上記は丁寧な応対に思えます。しかし、この応対はとても不親切で無責任な応対です。

　なぜでしょうか。

　席をはずしている、外出している、と伝えるだけでは不親切です。

　「その場にいない」と言われたとき、ほとんどの人は「いつ戻るのだろう」と思います。

　用事があって電話をしているのですから、知りたいことはその人がいないという事実だけではなく、いつ話ができるのだろうかということです。

　「いかが致しましょうか」は、相手の意向を確かめており一

見親切な応対のようですが、相手に不十分な情報しか与えず、相手にそのあとの判断を押しつけてしまう不親切な応対です。

いかが致しましょうかと相手に問うのではなく、名指し人が電話に出られない理由を伝え、自分がどうできるかを提案し、相手に判断を仰ぐ応対が親切な応対です。

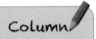

ほんとうに仕事ができる人は

電話は、最初に受けた人が、先々まで予測し、応対することで仕事の効率化につながります。仕事ができる人が電話を受けると、かけた相手も名指しされた内部の人もたいへん助かります。

社員教育や職員教育がしっかりとされている組織では、たとえこちらがかけ直すと告げていても、名指しされた人が戻ったらすぐに電話がかかってきます。

電話を受けた人が名指し人に伝言を伝えていることと、PSマインドが名指しされた人にあるからです。

マナーがしっかり身についている人であれば、「▼▼の件で、お電話いただいたそうですね。ありがとうございます。不在にしており失礼しました」といった気が利いた応対をします。「先に電話を受けた人がきちんと内容も伝えてくれていたな」とこちらは良い印象をもちます。

さらに、一から用件を話さずにすみますので、お互い効率のよい会話となります。

電話応対の注意点

1．急にトーンを変えない。

　電話は視覚でカバーできないので、少し大げさなくらいに好感度を意識する必要があります。

　電話は、好感情よりも悪感情や不信感が伝わりやすいというデメリットがあります。

　電話では、声の抑揚が強い言葉が伝わりやすいため、悪感情のほうが伝わりやすい傾向があるのです。

　たとえば、良い印象をもってもらおうと懸命に応対していたのに、相手がクレームを言っているとわかった瞬間に「えっ」と少し疑ったような声を出す人がいます。「えっ」の一言で、これまでの好印象はかき消されます。「クレームとなると手のひらを返したような応対になるんだな」といった思いを相手にいだかせることがあるので、声のトーンには注意が必要です。

　たとえ相手が怒っていても失礼な言い方をしたとしても、マナーを忘れず最後まで良いトーンを変えずに応対することが求められます。

2．ケースによっては、他の方法でカバーする。

　人は視覚・聴覚・嗅覚・味覚・触覚の五感で情報を収集しています。五感の内視覚（目）から得る情報が８割以上と圧倒的

に視覚に頼っています。

たとえば、医療者が患者に何かを説明する際、口頭だけの説明だとこちらの伝えたい内容がうまく相手に伝わらないことがあります。ところが説明に、写真やイラストを加えると相手の理解が進みます。

電話だけではうまく伝わっていないかもしれない、と思われる場合は、「のちほど内容をメール致します」「説明文書を郵送致します」など、工夫が必要となります。

◆メモを取る

人間の記憶は当てになりませんし、聞き間違いなどもありますから、電話内容はメモに書く習慣づけをしましょう。これは電話を受けたときだけでなく、かけたときも一緒です。

◆復唱する

書いたことに間違いがないかは、復唱して確かめます。復唱することで相手がミスに気づいてくれることもあります。

◆必ず名乗る

電話をかけるときも受けたときも名乗りましょう。

自分の名前を言うことは、相手に信頼してもらう第一歩です。

◆相手の名前をメモする

かけたときに相手が名乗ったら、忘れないうちに相手の名前をメモしておきましょう。

名乗らない人の場合、失礼のないように名前を確認しておきましょう。

3．仕事の電話と私用電話ではルールが違う。

◆「もしもし」は呼びかけるときだけ使う

　仕事の電話では、電話を受けたときの「もしもし」は禁句です。全く使わないというわけではなく、使う場面が限られています。

　たとえば、相手の声が聞こえないときや会話が途切れたとき、「もしもし」と呼びかけます。保留にしていた電話では、通常「お待たせ致しました〇〇さま」のように会話を再開しますが、呼びかけても相手が話さないなどのイレギュラー時に「もしもし」と呼びかけます。

■留守電（留守番電話）以下人間にならない

　「メールで用件を伝えればいいじゃない」と思うSNS世代もいるでしょうが、デスクワークでもないかぎり職場のメールを細かくチェックする現場医療者はいません。

　電話は急ぎや緊急の用件で使われます。また、込み入った内容や文章で残すとさしさわりのある内容は電話が便利です。

　ところが留守電以下の人間が電話を受けると、その場かぎりの応対をしますので用事が一度で終わりません。

　「留守電以下人間」は、伝言を受けない、名前を名乗らない、かけ直しをしない、正確な情報を伝えない、といった先を読まない電話応対をするので、相手の時間を奪います。

　「会議なので、かけ直してください」と言い、相手がかけ直

してきたとき、以下のようなことは起こっていませんか。

- こちらが伝えた時間以降にかけてくれたのに、まだ会議中だった。
- 告げた時間より前に会議が終わり、相手が電話をかけてきたときには名指し人が出かけてしまっていた。
- 伝言を聞いたが、名指し人にその内容を伝えておらず、相手が名指し人に一から用件を伝えるという二度手間になった。

留守電なら「私△△と申します。○○さまに、▼▼の件でお電話致しました。お手すきのときに△△までお電話ください」と録音が残りますから、相手に確実に伝わります。留守電以下人間ばかりなら、電話を受けないでくれるほうがイライラせずにすむな、と思います。

電話応対のポイント

1. 「もしもし」と出ない。
2. はっきりと滑舌よく話す。
3. 取り次ぐときは保留にする。
4. よくわからない内容でも、不信感を表したり疑った感じの応対をしない。
5. 相手が名乗らない場合、こちらから相手を確認する。面倒だからと、確認しないまま取り次がない。
6. 名指し人不在のとき、相手がかけ直すと言った場合でも、

こちらからあらためて電話をする旨を伝える。
7. 簡単な用件でもメモを取る。
8. 少しの間でも保留する。
9. 職員同士の電話でも、丁寧に応対する。
10. 感じが悪い話し方をする相手であっても、こちらは礼儀正しく応対する。
11. 忙しくても受話器を乱暴に扱わない。
12. 相手が切ってから受話器を置く。

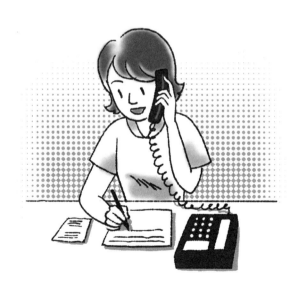

注意が必要な場面――院内アナウンス

　外来では、面会時間の終了、巡回バスの案内、病棟では、消灯時間や食事のお知らせなど、さまざまなアナウンスを流している病院があります。

　ご案内致します。ただいま〇〇時です。あと10分でお食事の時間です。ご自分で動ける方は……。

　ご案内致します。10分後に□□行の最終バスが出発します。お乗りの方は……。

　ご案内致します。ただいま〇〇時となりました。本日の面会時間は終了しました。ご面会中の方は……。

　ご案内致します。ただいま〇〇時です。消灯時間になりました。患者さんはお部屋にお戻りください。また、電気やテレビは……。

　こういったアナウンスは、一見相手の立場に立って親切にお知らせしているようです。しかし、ご案内のすべてをアナウンスに頼るというのはいかがなものでしょうか。

　言葉遣いは敬語で丁寧でも、四六時中院内放送が流れているのでは、患者は安静を保てません。

アナウンスが必要な場面

アナウンスが必要な場面は、緊急時と災害時です。

患者急変や救急救命時の職員緊急招集、地震や火災などの緊急時には、当然アナウンスが必要です。

患者急変時などの職員招集のアナウンスは、スタット・コール、コード・ブルー、ハート・コールなどといった職員のみが理解できる隠語で伝えていると思います。

注意すべきは、スタット・コールなどは院内にいる患者に不安を与えないよう、慌てず落ち着いた声で、また容体は詳細に伝えず、招集場所（と必要なら物品）を伝えることが重要です。

災害時の緊急放送に関しては、自分の勤務先では、たとえば大きな地震の際、どのような放送が流れるのかを確認しておきましょう。またその際、自分がどういった行動をとればよいのかの確認も大切です。

以下院内アナウンスについて、拙著『イラスト版PS看護マナーブック』（学研メディカル秀潤社、2003）から引用（一部変更）しました。

院内アナウンスについて

耳障りな音のない静かで落ち着いた院内は、患者さまの療養環境としては、重要な要素です。そのためには、院内でのアナウンスは緊急時を除いて極力控えることが望ましいといえます。

PSの療養環境を確保するためにも、以下のようなことには病院全体でぜひ気配りしたいところです。
・職員は、PHSなどで連絡を取りあい、緊急時以外は院内放送での呼び出しは原則として行わない。
・外来患者やお見舞いの方、取引業者をお呼び出しする場合など、やむなく院内放送をする場合は、必要でない所に放送が流れないように配慮する。
・業務上の伝達事項での院内放送は使わない。

　たとえ医師の回診時間や食事時間の知らせであっても、安易にアナウンスで知らせず病棟の担当者が直接口頭で患者に伝えるようにしましょう。たとえば、検温結果を確かめた際に医師の回診時間を伝えるなど、いつ伝えるかを病棟で決めておくのも一つの方法です。

ワンポイントアドバイス

　業務用の機械が壊れるたびに、また復旧するたびに、全館対象の院内放送を流している病院がありました。職員からも患者からも「うるさい」と不評です。

　たとえば、デパートでは中で働いている人に雨が降り始めたことを伝えるときに「雨に唄えば」の曲をBGMで流して知らせる工夫をしていますが、先の病院のように機械の故障と復旧も何かの曲で知らせるようにすれば、とアナウンスを聞きながら考えました。

　ほかにも起床時間、食事の時間もアナウンスで伝えているところがありますが、ヒーリングミュージックで患者に人気の高いものを流すなどの工夫をしてみてはいかがでしょうか。

　また、面会時間の開始、巡回バスの案内など患者以外のご利用者のためにアナウンスを流しているところもあるようですが、あくまでサービスの主体は患者です。

　患者の安静を侵害するようなアナウンスは避ける配慮や工夫がほしいと思います。

まだまだ多いアナウンスの乱用

上記は、15年近く前に書きました。

アナウンスの乱用が多くの医療現場でみられることが気になり、改善を願って上記を書きました。アナウンスがほとんどなくなった病院もありますが、残念ながら現在アナウンスを多用している施設が、まだまだ見受けられます。

アナウンスをどうしても利用するのであれば、アナウンスの効果が高いものとそうでないものを患者や利用者の立場に立って検証することが必要です。

高齢化が進み、アナウンスが聞き取りにくい方も増えてきました。

アナウンスが必要な場合も、「アナウンスを流したから伝わっているだろう」といった安易な判断をせず、アナウンスが聞こえづらい方には職員がフォローするシステムづくりも今後はますます重要になると思います。

各シーンでの言葉

ねぎらいの言葉

痛みを伴う検査や治療、長時間の処置などのあとではねぎらいの言葉をかけましょう。

▼患者へ

お疲れさまでした。

たいへんお疲れさまでした。

お疲れになりませんでしたか。

たいへんでしたね。

よくがまんされましたね。

○○さん、検査お疲れさまでした。おつらかったと思いますが、よくがまんなさいましたね。どこか痛い所はありませんか。少しこちらでお休みください。

▼お見舞いの家族へ

お暑いなか（お寒いなか）、お疲れさまです。

雨のなか、たいへんでしたね。

ご無理なさいませんように。

毎日ですからお疲れでしょう。奥さまもお身体お大事になさってください。

○○さん(患者名)が、「いつも来てくださってうれしい」とおっしゃっていました。

▼**手術の終了を待っているご家族へ**

 お疲れさまです。

お疲れになりませんか。

さぞかしご心配のことと思います。

ご心配でしょうが、少しゆっくりなさってください。

お疲れさまです。あちらのいすがゆっくりお座りになれるかもしれませんから、どうぞご遠慮なくお使いください。

▼**外注先の方(駐車場、警備、掃除、配送など)へ**

 いつもありがとうございます。

いつもお世話になっております。

お世話さまです。

お疲れさまです。
▶一部感謝の言葉なども含んでいます。

共感の言葉

相手の意見に対する共感

ほんとうですね。

わかります。

確かにそうですね。

なるほど。

相手の気持ちへの共感：つらい気持ちや痛みへの共感
たいへんでしたね。

つらいですね。

お察し致します。

さぞ苦しまれたことと思います。

おつらかったでしょう。

お気持ちわかります。

お気持ち痛いほどわかります。

私も経験がありますから、お気持ちわかります。

痛かったですね。

とても痛かったんですね。

悲しいですね。

それは悲しい思いをなさいましたね。

喜びへの共感
よかったですね。

それはよろしかったですね。

やりましたね!

それはうれしいですね。

私もうれしいです。

そのお話をうかがって、私もうれしくなりました。
▶上記以外にも共感の言葉はたくさんあります。

長い時間をかけた対話よりも、医療者がかけた一言の共感の言葉で、患者の沈んだ気持ちが落ち着いたり、うれしい気持ちが倍増します。

皆さまの共感の言葉で癒される患者も多いと思います。相手の気持ちをキャッチし受け取った気持ちを言葉でフィードバックする、ということを心がけるだけで共感力は高まっていきます。

日常業務のなかで、能力を磨くチャンスはたくさんあります。そのチャンスを逃さないでほしいと思います。

同意・承認の言葉

承知しました。

かしこまりました。

はい、承知致しております。

はい、そうです(さようです)。

はい、その通りです。

間違いありません(間違いございません)。

そちらで間違いありません(間違いございません)。

医師も了承しております。

相手の意見に反対するときの言葉

お言葉ですが、……

お言葉ではございますが、……

否定するようで申し訳ございませんが、……

恐れ入りますが、その内容に間違いはございませんか。

たいへん恐縮ですが、そのお話は、私が承っておりました内容と少し違っております。ご一緒に確認していただいてもよろしいでしょうか。

話を切り替えるときの言葉

ところで、……

お話は変わりますが、……

これまでとは違う話題なのですが、……

話題を変えて恐縮ですが、○○の件をご確認してもよろしいでしょうか。

楽しいお話をありがとうございました。ところで、……

話を遮るときの言葉（話し中、急ぎの呼び出しがあったときなど）

お話し中申し訳ございません。

お話し中失礼します（致します）。

▶用事が終わったあとに
お待たせしました。

失礼致しました。

お話し中でしたのに、失礼致しました。

中座して申し訳ございませんでした。

否定するときの言葉

できません。

致しかねます。

対処致しかねます。

私の力不足で申し訳ございませんが、○○は△△致しかねます。

まことに申し訳ございませんが、私どもではそのご依頼はお受け致しかねます。

▶ ただ、できないということを告げるだけでなく、どういう方法であればできるのかを伝えることが重要。

誠に申し訳ございませんが、私どもではそのご依頼はお受け致しかねます。別の方法で承れないか検討致しますので、明日までお待ちいただいてもよろしいでしょうか。

 わかりません。知りません。

⬇

 わかりかねます。

たいへん申し訳ございません。その件は私ではわかりかねますので、ただいまお調べして参ります。5分ほどお時間いただいてもよろしいでしょうか。

▶ 知りませんは存じかねます　となりますが、わかりかねますでもさしつかえないでしょう。

 聞いていません。

⬇

 うかがっておりません。承っておりません。

あいにくと、そのお薬かどうかうかがっておりません。調べて参りますので5分ほどお待ちいただけますか。

確認するときの言葉

 間違いないですか。

 お間違いございませんか。

恐れ入りますが、こちらの書類でお間違いございませんか。

念のためのご確認ですが、こちらのお薬でお間違いございませんか。

お祝いの言葉

▼**患者本人へ**

 おめでとうございます。

ご退院、おめでとうございます。

ご出産、おめでとうございます。

ご回復、おめでとうございます。

手術の成功、おめでとうございます。

お誕生日、おめでとうございます。
▶医療関係者や介護関係者は、カルテ、診察券、保険証など何らかの本人情報をもっており、誕生日確認ができると思います。

　入院中に誕生日が重なった方には「お誕生日おめでとうございます」と声かけをしている医療現場も多いと思います。

職員のちょっとした心遣いが、患者にとっては気が滅入る入院生活を乗り越える支えになるのではないかと感じています。

また、会話の中で、以下のような言葉が出たときも「おめでとうございます」と声をかけるチャンスです。聞き逃さないように、声かけをしてみましょう。

本人や家族・親戚に関して以下の話題が出たとき

・入学の話

・就職の話

・出産の話

・結婚の話

・長寿の祝いの話（表3）

表3　長寿のお祝いと年齢

呼び方（読み方）	年齢	お祝い色
還暦（かんれき）	数え61歳　満60歳	赤（朱色）
緑寿（ろくじゅ）	数え66歳　満65歳	緑
古稀・古希（こき）	数え70歳　満69歳	紫
喜寿（きじゅ）	数え77歳　満76歳	紫
傘寿（さんじゅ）	数え80歳　満79歳	金茶
米寿（べいじゅ）	数え88歳　満87歳	金茶
卒寿・卆寿（そつじゅ）	数え90歳　満89歳	白
白寿（はくじゅ）	数え99歳　満98歳	白
百寿（ももじゅ） 紀寿（きじゅ）	数え100歳　満99歳	桃色

会話のきっかけは？

　看護学生や若い医療者から、「天気のこと以外に、患者さんと話すきっかけがつかめず困っています」と時々聞きます。

　話のきっかけは、いろいろあるのですが、観察力が必要です。相手のベッドサイドにある物、たとえば、写真や花、持ち物などをきっかけにすることもできますし、いつもご覧になっているテレビ番組から話題を進めてもよいと思います。

　会話の中から話を広げていくこともできます。

　たとえば、看護師が患者の車いすを押して散歩にお連れしたとします。

　患者が「春らしくなってきたね。以前、長野に住んでたときにリンゴ畑が近くにあって、春になるとそのリンゴ畑に花が咲くんだけど、すごくきれいでね」とお話を始めたとします。

　看護師「へぇ、そうなんですかぁ」

　相手が余程お喋りなら別ですが、これでは、会話が進みませんね。

　上記のように、患者の話のなかには、春、長野、リンゴ、花などいくつかきっかけとなる言葉があるので、いくつも会話が進められます。たとえば、「素敵な光景なんでしょうね」「きれいでしょうね」「春は気分が明るくなりますね」と感想を述べた

あとに、たとえば以下のような話を続けることができます。

「Aさん、長野にお住まいだったことがおありなんですね。何年くらいですか」「長野にはお仕事で行ってらっしゃったのですか」「リンゴの花って、何色ですか」

会話を次につなげる

患者との会話を覚えておき、次にお目にかかった際にその話題を出すと、相手との人間関係が良好になります。
〈例〉
「お孫さん、来月七五三とのことでしたね。お宮参りに一緒に行けるように、リハビリをしっかりがんばりましょうね」

逆に、「趣味はおありですか」と一度聞いて話が盛り上がったのに、後日忘れて同じことをまた聞いてしまうと、「この人表面的に対応してるだけで、私のことなんか気にかけてないんだわ」「いい加減な人だな」など不信感をもたれますので、メモしておくなど注意が必要です。

■情報収集は普段の会話の延長に
医療者の日常会話はただの時間つぶしや無駄話でなく、患者との人間関係づくりのチャンスとなります。

たとえば患者の生活習慣やし好など、治療のために患者から聞いておきたい情報があると思います。

日常会話から、医療に必要な会話につなげていくと、相手も話しやすくなります。

　普段よく日常会話を交わす医療者には、患者も親近感を覚えますので、医療的な質問をされた場合でも、あまり抵抗なく答えてくれます。

　しかし、普段患者に業務の指示だけしている人が、患者から情報収集する場合、こちらが望む内容の返事が返ってこないこともあるのではないでしょうか。

　日常会話のなかで、相手の生活習慣や食習慣を知ることも可能です。

　若い頃から欠かさず毎日ジョギングをしている、運動が嫌い、何にでもお醤油をかける、マヨネーズが大好き、嫁姑関係が悪くストレスがたまっている、など。

　医療者側が注意していれば、病気の原因や治療の役に立ちそうな情報が日常会話で患者から提供されていることがよくあります。

励ますときの言葉
▼治療中の方やリハビリ中の方へ

がんばりましょう。

　　一緒にがんばりましょう。

　　治ることを信じてがんばりましょう。

あと一歩です。がんばりましょう。

あと少しです。がんばって!

一緒に乗り越えましょう。

大丈夫ですよ。

そばにいますから、安心してください。

きっとできます。

○○さんなら、できると信じています。

乗り切って、元の生活を取り戻しましょう

がんばっている人に、がんばっては使わない

　抗がん剤治療を受けた方から聞いたのですが、「がんばって」と言われたとき、「これ以上どうがんばれっていうんだ」と怒りとも悲しみともつかない感情に、襲われたそうです。

　「がんばってください」は、他人ごとです。

　いろいろなシーンで「がんばって」と気軽に使いがちなのですが、言われた方に心の余裕がないときは、負担に感じてしまうことがあります。

　スポーツなどでは「がんばってね」でもいいかもしれませんが、医療では、リハビリ中などに「あと一歩です。がんばって！」と思わずかけるような言葉以外、気軽に「がんばってね」と使わないほうがいいかもしれません。

▼後輩職員や部下へ

 がんばろう!

　一緒にがんばろうね。

　大丈夫、フォローするからがんばって。

　もう一度、自信もってやってみて。

　あなたならきっとできる。

　あなたには乗り越える力があると信じてるよ。

あなたの好きな励ましの言葉は？

My favorite wards

お悔やみの言葉

▼一般的なお悔やみの言葉

　ご愁傷さまです。

　このたびは、まことにご愁傷さまです。

　お悔やみ申し上げます。

　さぞ、お力落としのことでしょう。

　さぞかしお心残りでしょう。

何と申し上げたらよいか……。

▼**患者死亡時**

力及ばず残念です。

お力になれず、残念です。

精一杯のことを致しましたが、力及ばず残念です。

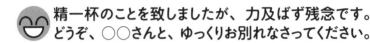
精一杯のことを致しましたが、力及ばず残念です。
どうぞ、○○さんと、ゆっくりお別れなさってください。

ご都合のよいときにうかがいますので、お別れがおすみになりましたらお声をおかけください。

▼**遅れて来た家族に**

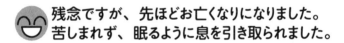
残念ですが、先ほどお亡くなりになりました。
苦しまれず、眠るように息を引き取られました。

長くお世話をした患者や親しみを感じていた患者に対して、医療者が通常の患者死亡時よりも大きな悲しみの感情をもつことがあると思います。また、ご家族の悲しみがたいへん大きく嘆き悲しむ姿に、同情し、つらくなることもあると思います。

自分自身がつらくなった場合や涙が溢れそうになった場合には、無理に言葉をかけようとせず、深く長く一礼することで哀悼の意を表してもよいと思います。

どんなに言葉を駆使しても……

知人が親戚を無くした際、悲しみに暮れている部屋の外で数人の職員が高笑いしている声が聞こえ、たいへん不快になったという話を聞きました。

亡くなったことを他の職員にもすぐに伝え、皆で配慮する環境づくりが必要だと思います。また、つい先程「力及ばず、残念でした」と声をかけてくれた看護師と医師が、その後廊下で大声で冗談を言い合っているところを目撃してしまい、がっかりしたという人もいます。

病院では家族や親戚をなくした方が、いつもいらっしゃるという前提で、エレベーターや廊下など、普段の態度にも十分注意が必要です。

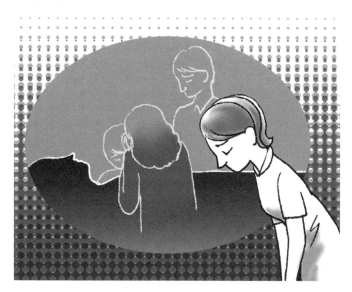

■事務関係者も配慮を

　医師や看護師は親身になって最後までよく面倒を見てくれたので感謝している。けれど、患者がなくなった際、事務の人があまりに事務的で「さっさと処理する」という感じが見て取れ、不快になった。

　これは、友人の体験談です。

　家族死亡時「今日は死亡した方が多く、遺体安置場所がいっぱいなので、できるだけ早く葬儀屋を呼んでください」と言われ、激怒した知人がいます。

　病院での患者死亡は、日常のごくありふれた出来事でしょう。事務職にしてみれば、必要な業務をこなしているだけでしょうが、病院側の都合ばかり押し付けず、患者死亡時にはデリカシーのある対応が必要です。

高齢者応対

　すさまじい勢いで高齢化が進んでいます。高齢者とは、WHO（世界保健機構）の定義では65歳以上を指します。65歳から74歳までを前期高齢者、75歳以上を後期高齢者との分け方もあります。老いに関しては個人差が大きく身体能力や思考能力が人によりかなり違います。カルテ記載の年齢だけで「高齢者」扱いすると「私を年寄り扱いしないで」とか「年寄りと一緒にされて不愉快だ」などトラブルになることもあります。

　逆に見た目が若いので、ごく普通の対応をしていたら、「○○に関しては、後期高齢者には割引が認められるんじゃなかったかな」と指摘されてしまった、などということも起こります。実年齢を考慮しながら応対は個々に合わせて行う、といったかなり高度な応対スキルがこれからは必要になるかもしれません。

高齢者応対での勘違い

　以下に○が一つでもついたら要注意です。

■尊敬の気持ちが疑われる応対
□長期入院者や要介護者は（お）じいちゃん（お）ばあちゃんと

呼びかけると、親しみやすさが伝わると思う。

□意味が伝わりにくいので、高齢者には敬語は使わず友だち言葉で話すほうがよい。

□理解してもらいやすいので、地方では方言だけで話しかけたほうがよい。

□相手が喜ぶときは、「和ちゃん」「まっちゃん」などの家族や友人のような呼び方をするほうがよい。

□年配者でも「かわいい」と言うと喜んでくれるので、できるだけ頻繁に使っている。

□高齢者は理解力が落ちているので、重要なことは本人ではなく、家族に説明しておくほうがよい。

■安全への配慮が疑われる応対

□相手が「はい」と言ったら理解している証拠なので、繰り返し確認する必要はない。

□飲みなれている薬やいつも受けている処置に関しては、いちいち説明すると相手に失礼になるのでする必要はない。

□耳の聞こえが悪い方には、説明の時間を取られるから最低限の説明しかしなくてよい。

□大事な検査や処置は、事前に説明書を渡して説明している。忙しいときには改めて説明する必要はない。

□高齢者でも聞きなれている専門用語は意味がわかっていると思うので、いちいち確認する必要はない。

■高齢者応対の注意点

患者満足・利用者満足(PS)実現のためにも、以下のことに注意しましょう。

①重要な説明は、落ち着いて話を聞いていただける部屋や静かな場所で話す。

②内容の理解が進むよう、また相手の理解度が読み取れるよう、目を見て話す。
　▶目の高さを合わせる。

③常に笑顔で応対する。

④ゆっくり、低く、穏やかなトーンで話す。
　▶相手が早口の場合は相手のスピードにある程度合わせる。

⑤無口な人には、相手の話す意欲を引き出す工夫をする。

⑥指示するときは、命令口調でなく、依頼口調で話す。

⑦説明は、言葉だけでなく、メモに書いたり、写真や実物を見せたりして理解を促す工夫をする。

⑧耳の聞こえの悪い方の場合、怒鳴り声にならないように気をつける。

⑨人格を否定したような言葉は使わない。
　▶ボケ、バカ、のろま、くさい、汚い　など。

⑩相手を威嚇・萎縮させるような言葉遣いはしない。
　▶もう！　まったく！　何やってんの！　またっ、この間も言ったけど！　など。

敬語について

医療関連の研修では、敬語に対してたいへん拒否感をもたれている方に出会います。いろいろ理由はあるのでしょうが、「患者と医療者は対等だから敬語は必要ない」とおっしゃる方が少なからずいらっしゃいます。

対等だから友だち言葉でいいんだ、と考えているのでしょうか。

「散歩行く？」「じゃあ、車いすに乗って」「ごはん終わった？」「おいしかった？」などという会話場面に出くわすことがあります。

私自身、処置を受ける前、看護師に「ちょっとそこに座って待っててね」と言われ、目を丸くしたことがあります（地元では名前の知られた大きな病院でした）。

ところが、患者にこのように友だち言葉で話している方が、職員に同じように話しているかというと、どうもそうではないようです。

医師に「先生、患者さんをお連れしました」と敬語を使っていたり、「看護部長、書類こちらに置いておきます」など、院内の方には敬語で応対していることがあります。

上記職員の理屈で言うなら、患者も職員同士も対等だから、

当然医師や看護部長といった敬称は必要ないはずです。医師であろうが上司であろうが、○○さんでいいでしょうし、患者と同様に友だち言葉でいいはずです。

　あるとき、「尊敬できない人にも敬語を使わなくちゃいけないんですか」と医療機関の方に質問されたことがあります。

　外山使滋比古氏の著書『思考力の方法　聴く力編』(前掲)におもしろい記述がありました。以下、少し長くなりますが、ご紹介したいと思います。

敬語への偏見にもの申す

　「私、尊敬もしてない人に敬語を使うの、いやです」

　という文章を見た。女子大学で出している雑誌にのったエッセイである。敬語なんかないほうがいいというのであろう。筆者は、ことばというものを知らないらしい。

　好きだから、尊敬しているから敬語を使うのではない。好き嫌いにかかわりなく目上の人に対しては敬語を用いる、というのが日本語の慣用である。

　この筆者は、目上の人を認めたくないのである。人みな平等、上下なし、という考えに無自覚にかぶれているのである。

　それで、文法をこわそうとしている。こわしたいのである。

　この筆者は、国文科の学生であろうか。

　「外国語には、敬語がない、ということを教授から聞きました」

　ともかいている。その教授、おそらく国文科の専門で語学に弱いのであろう。まちがったことを教えている。

　ヨーロッパ言語に文法カテゴリーとしての敬語はないが、しかし敬語的表現がないというのは誤解である。

　この教授は、文法を万国共通のものととらえているのかもしれな

い。各国語に各国文法のあることを知らないのではなく、まるで考えたこともないのである。敬語をおくれたものと考える風潮に引きずられている。

敬語は決しておくれた語法ではない。むしろ、洗練度の高い慣用である、と考えるべきである。

幼いこどもは敬語を知らないし、使うこともできない。そういうこどもも大きくなって、一人前の社会生活をするようになれば、いやでも、常識的な敬語を知らなければ当然の批判を受ける。

戦後、戦争に負けたのは、日本語のせいであるかのような妄言を吐く文学者が現れたりして、日本語を悪者であるように見る弊風が強まった。

そのとばっちりが大学にも及んだのであろう。

「外国にないものが、日本にあっていけない」というのも、敗戦国・日本の生んだ偏見である。つまり、日本、日本語を大切にする心が多くの人から消えたということで、大きな問題である。

（略）

謙譲語が敬語になるのは日本語のおもしろいところである。欧米語ではほとんど発達していないが、日本語では敬語の一角を占める重要な措辞である。

日本語のことをよく知らない人は、謙譲語が敬語になることを理解するのに苦労する。

相手を立てるには、自分を低めるのが有効であるというのは、自然におこることであるが、相手を立てるには、相手を遠ざける必要があるという洞察は、かなり洗練された言語感覚である。

この点で日本語は、諸外国語をはるかに凌駕しているように思われる。

（略）

心理的には敬遠であるが、それは尊敬のこころを含むところに、日本語のこころがある。

とにかく、相手に近づくのはよくない、失礼になる。

英語なら"ミスター"とやるところを日本語では、"様""殿"などとする。

> 「△△様」というのは直接、△△を指しているのではなく、「△△の様な方」と間接的に表現している。「△△殿」というのは、「△△の住んでいる建物、りっぱな建物」ということによって、間接的に相手を指すのである。
>
> 直接呼びかける失礼をさけるために、名前の下に"様"をつけたり"先生"をつけたりして、第三人称的にあつかうのが、「礼」である。形式である。
>
> 気に入らない教師だからといって、呼びすてにすれば人間が疑われる。
>
> 尊敬しない人に敬語を使わない、などというのは未開な人間のすることである。

外山氏の見解は、敬語に対して、おもしろく、たいへん興味深い洞察だと感心します。

尊敬語や謙譲語をイメージ図化するなら図2のようになります。

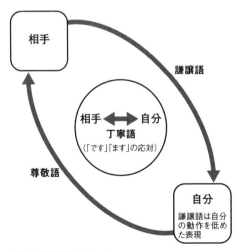

図2　敬語相関イメージ

言葉の成熟度と自立

　私は、趣味関連でボランティアをしており、その関係で外国の友人・知人と頻繁にSNSで連絡を取っています。

　相手は、イタリア、ロシア、リトアニア、チェコなど主にヨーロッパの国々の10～30代までの若者たちです。

　皆英語が使えるので、やり取りは英語です。

　いつも感心するのは、たとえ10代の子たちであれ、彼らから送られて来る文章はたいへん丁寧です。

　Could you ～～ please　やWould you mind ～～　といった敬語表現も多く使われています。お国柄で少し違いがありますが、返信が遅くなると、遅くなって申し訳ありません、と理由とともに連絡が来ます。

　感謝や御礼の言葉がたくさん使われます。「うれしい」という喜びの表現はとくに多いように感じています。

　日本の高校生や大学生とも連絡を取りますが、人により応対はまちまちです。

　外国人はたとえ高校生でも自分で連絡してきますし、自分で判断し決定します。日本人は、保護者や大人頼みが多いので、本人からは連絡が来たり来なかったりも頻繁にあります。

　日本人の高校生で、とてもしっかりした応対をする人がいます。お母さまは、「末っ子なので構わず育てたから早く自立し

たのかもしれないし、自分のことはできるだけ自分でさせているからかもしれません」とのことでした。

家庭のしつけも関係しますが、言葉の成熟度は、その人の自立度と連動しているのかもしれません。

■紹介状の御侍史について

もう何年も前のことです。

近所の医院で診察を受けたのですが、大きな病院のほうが早く治るだろうとのことで医師が紹介状（診療情報提供書）を書いてくれました。

封筒には、相手の医師の名前の下に「御侍史」と書いてあったので、「えっ、御侍史？」と驚いた記憶があります。

「〇〇先生御侍史」

「〇〇先生御机下」

いまでも医療機関の紹介状はこのように書いてあります。

御侍史はゴジシ、オンジシと読みます。御机下はゴキカ、オンキカです。

侍史や机下が本来の言葉であって御は要らないのですが、丁寧を重ねている内に定着したのでしょう。

患者として「御侍史」や「御机下」と書かれた紹介状をもらった際、何も感じない人もいるでしょうが、普段使わない言葉なので、「これは何」と疑問に思う方もいらっしゃいます。

いずれにしても、世間一般ではもう使わない言葉であること

は知っておく必要がありそうです。

先に引用した外山滋比古氏の書籍に侍史についての記載がありました。

> 「〇〇様」だけで尊敬の距離が十分でないと考えると、"侍史"などを添える。
> 侍史は、身分の高い人のそばにいる書記のような人物で、その人に取り次いでもらいたいとのこころをこめて、手紙の宛名の左下に書く。
> 直接名指しで呼びかけるのははばかられる、という気持ちで「〇〇様机下」とすることもかつては普通であった。
> 本人直接ははばかられるが、それだけでなく、その人の机に呼びかけるのも、なお、はばかられる。尊敬の形をととのえるため、"机の下"に差し出すというこころでもある。
> 相手との心理的距離を大きくとることが、相手を立てることになる。いくらか敬意をこめても、呼びかけ、呼び捨てでは、こころは通じない。
> 敬語はいかにも相手を立てているように見えるけれども、自己防御の心理のはたらくことも少なくない。
> 「我と汝」のように対立すれば、相手が攻撃的になるおそれがある。"敬して遠ざけて"おけば、その危険はとりあえず回避できる。
> そういう下心はいやしいが、敬語を使う人のこころの隅に、そういう動機があってもおかしくない。そういう社会心理の発達しないところでは、敬語など発達するわけがない。

「様」とすればいいのに「御侍史」とは仰々しい、との意見もあるでしょうが、上記を読むかぎり、「侍史」や「机下」を、「様」に変えずに使い続けることには、それなりの意味があるのかもしれません。

医師同士だけでなく、患者や職員に対しても「御侍史」「御机

下」の気持ちで、接してほしいと思いますが……。

■社会性と敬語

「そういう社会心理の発達しないところでは、敬語など発達するわけがない」。全くその通りだと思います。

社会的心理の発達と敬語の発達が連動していることは、各地の医療機関に出向き仕事をするたびに感じます。

わがままな「おこちゃま」職員が多い所では、言葉遣いが乱暴です。またそれに連動して、応対や態度も乱暴です。

いくらトップ層が言葉に注意しなさいと言っても、「敬語は堅苦しい」「地域柄敬語は合わない」などと反論ばかりします。

こういう病院で「患者の声」などの張り紙を読むと、「職員の応対が悪い」「教育レベルが低すぎる」「言葉遣いの悪さが不快」といった苦情が掲げられています。

なかには「○○病棟の△△という看護師の乱暴な口の利き方にたいへん傷ついた」「○月○日、受付の△△という職員に、ひどい応対をされた」と実名を挙げ細かく応対内容が書かれていたりします。

社会的心理が発達していない「おこちゃま」職員から反論を受けたからといって、経営トップや管理者がすごすごと引き下がっていると、職員の応対レベルは低いままで、苦情が減ることはありません。

禁句集

違和感・不快感を呼び起こす言葉

- きもい（キモッ！）
- マジ？（まじっすか）
- やばい（ヤバッ！　ヤベッ！）
- まじやばくない？
- うざい（ウザッ！）
- でかい（デカッ！）
- 全然OKです。
- ビミョー
- めっちゃ――
- むかつく
- ――ていうか
- ――のほう
- ――なくない？
- ――でよろしかったでしょうか。
- ――円からお預かりします。
- わたし的には
- （何にでも、どんな状況でも）大丈夫です。
- こちら――になります。

見くだした言葉

- 患者さん降ろします。
- 患者さんを連れてきました。
- 手術出し
- 大部屋
- 患者を「病名」で呼ぶ。

など

常識を疑われる言葉

- そこで待ってて。
- ちょっと待ってね。
- いま連れて行くね。
- じっとして、危ないよ。
- あとで行くから。
- お熱測ってみようか。
- 薬飲んだ？
- 先生から聞いた？
- 受付で聞いて。
- 面会時間知ってる？
- おしっこ採った？
- ごはん食べた？
- (年上の方に対して) かわいい〜。

おどし言葉

- この薬を飲まないと、よくなりませんよ。
- がまんしてもらわないと、検査ができませんよ。
- じっとしてないと、もっと痛くなりますよ。
- 言うこときかないと先生に言いますよ。
- こちらの指示通りにしてもらわないと治るものも治りませんよ。

相手を責める言葉

- 時間通りに来てもらわないと。
- 時間ぎりぎりだと困るんですよ。
- 月代わりには保険証を持ってきてくれないと。
- そこの紙に書いてありますけど……。
- さっき説明しましたけど……。
- よく読んできてくださいって言いましたよね。
- 昨日も言いましたが……。
- いつも言ってますけど……。
- 何回も呼んだんですよ。
- 何回も説明しましたよね。
- 先生から聞いてないんですか。

▶おどし言葉や相手を責める言葉は、相手の状況や状態を無視し、自分たちの都合ばかり押し付けている言葉です。患者や家族には身勝手な人もいますが、事情があってそうできなかった場合もあります。また、自分たちの決めたルールや法令を守ってほしければ、そのことがきち

んと相手に伝わる工夫が必要です。

プロ意識を疑われる言葉

- 私じゃわかりません。先生に聞いてください。
- こちらの部署じゃありません。他で聞いてください。
- できません。病院の規則ですから。
- さあ、できるかもしれませんけど。私の担当じゃありませんから。
- あの先生いつも――なんですよ（私は悪くないですよ）。
- 人数少ないですから、何度もナースコール鳴らされると困るんですよ。

人権侵害の言葉

▶職員同士で

- あの患者さん、また汚物でシーツ汚したんですよ。
- あのおじいさん、臭いですよね。
- ボケてるから、何言っても通じませんよね。
- ボロボロこぼして（食べるから）たいへんですよね。
- 頭悪いんじゃないですか。
- あのおばあさん、性格悪いですよね。

言葉の言い換えを!

以下の言葉を使わずに会話ができますか。

(患者)

　筆者が医療界にかかわってから20年以上が経ちましたが、この間「患者さま」か「患者さん」か、院内でもめている病院関係者に数多く出会いました。

　筆者自身は、「患者さま」と使いますが、実のところ収まりの悪い言葉だな、と思っています。拙著『イラスト版PS看護マナーブック』(前掲)にも記載しましたが、「患者」という言葉自体によろしくないニュアンスが含まれているので「さん」であろうが「さま」であろうが、どのような敬称をつけたところで、しっくりとこないのです。

　ということで、さん付けするかさま付けするかでもめるなら、いっそ患者という言葉を使わずに応対してみては？　という提案を前出の書籍では行いました。実際にそのような試みをしている病院もあるようです。

　会計ではすでに「お呼び出しを致します。○番でお待ちの方、会計までお越しください」ということができているわけですから、病棟でも外来でも同じようにすればよいだけなのかもしれませんが。

　たとえば、外来や病棟ですと以下のようになるでしょう。

▼外来で

 患者さま(さん)のお呼び出しを致します。

⬇

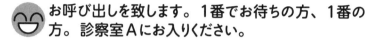

お呼び出しを致します。1番でお待ちの方、1番の方。診察室Aにお入りください。

お呼び出しを致します。1番でお待ちの○○さま、○○さま。診察室Aにお入りください。

お呼び出しを致します。1番の駐車場をご利用の方、ライトがついたままになっております。……

▼病棟で(職員同士で)

 患者さん(さま)のお食事時間の件ですが……。

⬇

ご入院者のお食事時間の件ですが……。

ご入院中の皆さまのお食事時間の件ですが……。

 本日の回診時間の変更を、患者さん(さま)に伝えてください。

⬇

本日の回診時間の変更を、(ご入院の)皆さん(さま)に伝えてください。

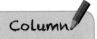

　『イラスト版PS看護マナーブック』(前掲)で「患者」について取り上げました。
　以下再度取り上げますが、国語学者の金田一春彦氏が以下のように記述しています。

　「患者」という言葉自体がすでに悪い印象を与えるため、いくら「さま」とつけてもらってもうれしくない。
　　　　　　(金田一春彦：日本語を反省してみませんか. p.12、角川書店、2002)
　「患者」という悪いニュアンスをもっている言葉に「さま」をつけても「さん」をつけてもその悪い印象が消されることはない、ということです。

徘徊

　えっ？　「徘徊」は普通に使う言葉でしょ、と思われるかもしれません。徘徊を辞書で調べると、以下のような解説がありました。

　①目的もなく、うろうろと歩きまわること。うろつくこと。「夜の巷(ちまた)を〜する」。②葛藤からの逃避、精神病・認知症などにより、無意識のうちに目的なく歩きまわること。

　　　　　　　　　　　　(大辞林　http://www.weblio.jp/content/)

　医療や介護サービスを提供する側は、②の認知症の患者や認知傾向がある方を端的に説明する専門用語として、徘徊をごく普通に使用しているかもしれません。しかし、この言葉を本人

や家族にじかに使ったとき、相手が受け取る印象はどうでしょうか。

　一般に使われる徘徊は、①です。「お父さまは、昨日の夜は一晩中病院内を徘徊されていましたので、いまはぐっすりお休みになっています」と言われたとき、人によっては「お父さまは、昨夜一晩中病院内をうろつかれていましたので……」というニュアンスで伝わる場合があります。また、家族の立場になると「あんなにかくしゃくとしていて立派だった父が、徘徊だなんて……」と悲しく情けない気持ちになることもあるでしょう。

　この患者のために、一晩中職員が見守りをしていたとしたら、「徘徊」という言葉一つでその努力や誠意が半減するのは、残念なことだと思います。

　「徘徊」は事実です。しかし、この言葉を使わないことで、守られるものがあるのではないでしょうか。

PSサポーターの配慮

　長年お付き合いがある社会医療法人近森会（高知市）のPSサポーター*にご協力いただき、専門用語についての検証を行いました。本書ではその一部をp.196にご紹介しています。

　連絡役である事務職のOさん（この方もPSサポーターの一員）からいただいたメールに「徘徊」について考察したものがありましたのでご紹介致します。

皆で専門用語の検討をしていた際感じたことですが、やはり気づきのきっかけは重要だと思いました。そのなかでも、難しい専門用語は自分も学んで知ったので配慮しやすいのですが、たとえばN（看護師：サポーターのお一人）が提示した「徘徊」については、一般的な知識として認知症で出てくる一般的な状態と思っていたので、配慮が必要と思いませんでした。
　しかし現場のPSサポーターはご家族に伝える場合、過去の経験から自然と「ご家族を探しに歩かれていました。寂しかったのかもしれません」「家に帰ろうと病院から出ようとされました」などと言い換えをしていると話しておりました。
　もし私が「患者さんが徘徊しているので家族に顔を見に来て、と伝えて」と指示を受け連絡するとしたら、きっとそのまま伝えたかもしれません。

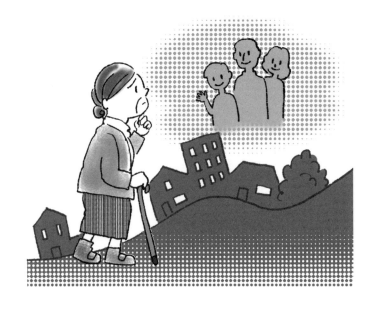

*PSサポーター

　筆者が提唱している「PS推進リーダー育成プロジェクト」メンバーに対する近森会の固有呼称です。

　「PS推進リーダー育成プロジェクト」とは、PS(患者満足)のサービスを組織内で啓蒙するリーダーを、数回にわたる研修と課題達成により、およそ1年間かけて育成するプロジェクトです。

　最終試験となる発表会では、個人活動とグループ活動の成果発表があり、合格者には認定証を授与しています。

　同会では全部署の中堅から代表者をお選びいただきき、院内サービスを職員自らの手で改善し、院内に提案するチームを育成しました。私の手を離れたあとも、リーダー的存在のTさんを中心に、コンスタントに活動を続けるメンバーに支えられ、院内外から高い評価を受けるまでに皆さんが成長しました。

　事務職のOさんの意見は、PSマインドをもったPSサポーターだからこその気づきだと思います。また、現場では早くから「徘徊」を使わないようにしようと努力していた点も高く評価できます。

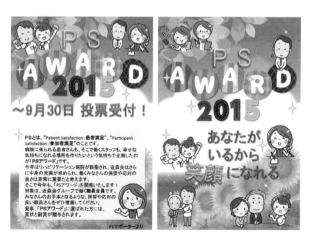

写真1：PS AWARD 2015 告知ポスター

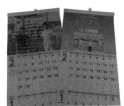
写真2：PSカレンダー

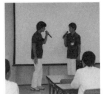
写真3：研修の様子

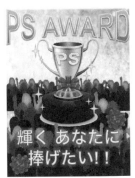
写真4：PS AWARD 2016 告知ポスター

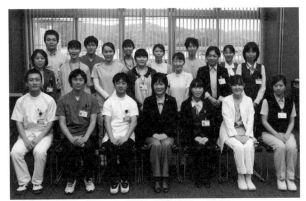
写真5：PSサポーター1期生（前列中央：筆者）

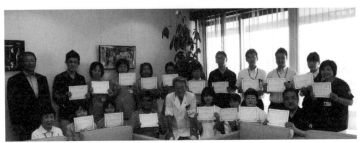
写真6：PSサポーター2期生院内認定授与

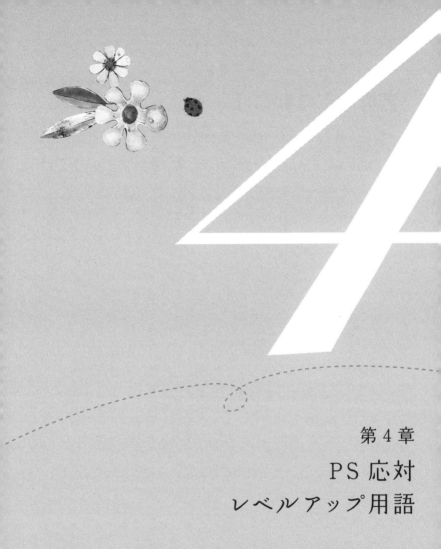

第4章

PS応対
レベルアップ用語

苦情対応のポイント

　予約を入れたのに長く待たされた、頼んだことを担当者が忘れている、職員の応対態度が悪い、あちこちの窓口をたらい回しにされたうえに失礼な応対をされた等々。どんなに努力を重ねても、完璧なシステムや完璧な応対というものはありませんので苦情が起きます。苦情は、患者や家族からだけでなく、医療者同士でも起こります。ときに相手の勘違いや誤解から生じる苦情もあるでしょう。自分の落ち度ではなく、他の部署や別の職員のミスによる苦情もあります。

　「私のせいではありません」「人間ですから間違いもあります」。そう言いたくなる場面もあるでしょうが、どんな苦情であっても、真摯に、そしてスマートに対応してこそ、プロの対人サービス業者といえます。

　苦情は、そのときその場で応対した人の対処の仕方で、相手の満足度が変わります。

　対人サービスのプロであるほど、苦情対応は腕が鳴ります。

　業務に精通していない新人や忙しいときなどは、この場から離れたい、早く終わらせたい、という心理がはたらくかもしれません。しかし、その場逃れの安易な応対は禁物です。

　苦情対応で大切なことは、言葉の使い方だけではありません。

相手の方は、困っているから苦情を申し立てているのです。

相手がかかえている問題をしっかりと把握し、何とか解決してあげようという応対者の姿勢が最も重要です。

他の項目では言葉中心に記載してきましたが、苦情対応は言葉だけでは解決できない場合があります。

本項は、他より多めに態度面の補足を加えました。

心構えと応対方法

1．落ち着く。
2．最後まで話を聞く。
3．謝罪の言葉を述べる。
4．苦情の要点を復唱し、事実確認をする。
5．不明な点は質問する。
6．素早く対処する。
7．報告を行う。

1．落ち着く。

どんな苦情にもまずは落ち着いて対処しましょう。

2．最後まで話を聞く。

相手の話を遮ったり、途中で言い訳をせず最後まで話を聞きます。傾聴の姿勢で、辛抱強く相手の言い分を最後までよく聞

きましょう。

　傾聴する際に大切な点は、頷きや相づちを入れることです。また、聞き逃しがないように大事なポイントはメモを取ります。

3．謝罪の言葉を述べる。

　責任の所在は別にして、相手の感情を損ねていることに対して謝罪します。

　応対者が謝らないことで、苦情はさらにこじれます。ただし、とりあえず謝っておこうといった謝り方では、相手に誠意が伝わりません。

　(たいへん) 申し訳ございません。

　　申し訳ございませんでした。

　　たいへん失礼しました。

　　ご迷惑をおかけしました。

　　こちらからお声かけせず、失礼致しました。

　　ご指摘いただくまで気づかず、申し訳ございませんでした。

　言葉を慎重に選び、心を込めて謝りましょう。

4．苦情の要点を復唱し、事実確認をする。

　メモを取りながら聞きます。

相手の話が終わったら、確認のため苦情内容を復唱します。

お話の内容はよくわかりました。ご迷惑おかけして、たいへん申し訳ございませんでした。

これから担当部署に連絡を取り対処させていただきますが、お申し立ての内容は○○と▽▽の2点で間違いございませんでしょうか。

5．不明な点は質問する。

迅速に対処するためにも、わからないことがあれば、その場で質問し確認しておきます。

恐れ入りますが、○○についてうかがってもよろしいでしょうか。

○○のご確認をしたいのですが、よろしいでしょうか。

恐れ入りますが、○○についてお教えいただけますでしょうか。

お答えいただいた際には「ありがとうございます」とお礼を述べます。

聞きにくいことを質問するとき

苦情という問題を解決するためには、聞きにくいことも事前に確かめておく必要があります。たとえば、必要な手続きを相手が忘れていなかったかや相手が勘違いしていないかがそうで

す。また、プライバシーにかかわることを確かめなければならないときもあります。

　このような際、ストレートに聞かず、以下のようにクッション用語を使って謙虚に尋ねます。

クッション用語を使った質問例

ぶしつけなご質問で申し訳ございませんが、▼▼についてうかがってもよろしいでしょうか。

　お時間多少頂戴しますが、いくつかお確かめしてもよろしいでしょうか。

　お答えいただきにくい内容かもしれませんが、2、3うかがってもよろしいでしょうか。

　○○に関しまして、お差し支えない範囲でお答えいただけませんでしょうか。

　お差し支えない範囲で結構ですが、▼▼と○○に関して確認させていただいてもよろしいでしょうか。

6．素早く対処する。

　事実確認ができたら、できるだけ迅速に解決策を考え、提案します。

このたびはご迷惑をおかけし、たいへん申し訳ございませんでした。○○のようにさせていただきたいのですが、いかがでしょうか。

私どもの不手際でご不快な思いをさせてしまい、申し訳ございません。最も早い方法と致しまして○○がございますが、そうさせていただいてもよろしいでしょうか。

たいへん申し訳ございませんでした。担当部署に確かめて参りますので、5分ほどお時間をいただいてもよろしいでしょうか。

▶お待たせするときは、いすなどにご案内して
どうぞこちらにお掛けになってお待ちください。

職員がご迷惑をおかけして、たいへん申し訳ございませんでした。担当者に確認しましたところ、○○のようにさせていただきたいとのことです。担当者が参りますので、こちらへお掛けになってお待ちください。

▶担当部署へ案内する必要がある場合には
恐れ入りますが、担当部署へご案内致しますのでこちらへどうぞ。

7．報告を行う。

　どんな小さな苦情でも、苦情があった際には、上司に報告しましょう。また、組織としては、苦情はどんなものでも記録する仕組みをつくることをおすすめします。苦情を一定期間ごとにまとめ、分析することで、現場のサービス改善に役立ちます。

■上司のフォローが重要

　苦情は、上司があとでフォローすることで、問題がこじれず

あとを引かないことが多いものです。部下から苦情対応の報告があった場合、上司は部下をねぎらうことと、可能なかぎり相手に対して謝罪に出向くことをおすすめします。

 私○○と申します。▼▼の件でご迷惑をおかけしたそうで、たいへん申し訳ございません。失礼な応対はございませんでしたか。

私、責任者の○○でございます。先ほどは▼▼の件で、不愉快な思いをおさせしてしまい、申し訳ございませんでした。不備をご指摘いただきありがとうございました。今後改善に努めたいと思います。

不在の上司にも伝える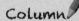

　上司がいない場合に起こった苦情は、メモや報告書などの文書と口頭で報告します。たとえ対処がうまくいった場合でも、上司への報告は必要です。報告を受けた上司があらためて患者や家族にお詫びをすることで、病院や部署への信頼度が高まります。

　たとえば、看護師が夜勤中の出来事を上司に何の報告もしなかったとします。翌朝、いつもと同じように看護師長や主任が、何も知らずに問題のあった患者と接した場合は、ごく普段通りに接するでしょう。

　前夜の怒りが収まっていない場合、患者は上司に再び苦情を申し立てることがあります。

　実際このようなことが起こり、「部下から何も聞いていないのか！」と上司が怒鳴られ、再び苦情が再燃したといった事例も数多くあります。

　苦情はもとより、患者とのトラブルは、たとえささいなことでも上司に報告することが重要です。

苦情対応の注意点

1．言葉を選ぶ。
2．広い心で対応する。
3．相手のプライドを傷つけない。
4．怒りの感情は吐き出してもらう。
5．相手が不満をぶつけているときは、言い訳をしない。
6．相手を「クレーマー」だと決めつけない。
7．相手が丁寧な言葉で苦情を申し立てているときにはとくに注意する。
8．一人で対処できない場合は目上の人に相談する。

1．言葉を選ぶ。

言外に相手を批判するニュアンスが含まれている言葉には注意が必要です。とくに苦情対応中、このような言葉を使うと相手の怒りの感情を増幅させてしまいます。

> そんな細かいことを言う人はいませんでしたけど。
> さっき説明しましたけど。
> 勘違いじゃないですか。

相手をバカにしたり相手の人格を否定するような言葉は、苦

情対応でなくても使わないといった注意が必要です。

2．広い心で対応する。

　他の職員や他部署が原因の苦情でも、苦情を受けた職員が丁寧に対応すると相手は救われます。

　たとえ怒鳴られたとしても、それは困った状況への怒りを相手はあなたにぶつけているだけです。びくびくせず、相手に悪感情をもたず、広い心で対応しましょう。

3．相手のプライドを傷つけない。

　応対の最中に、相手が間違いに気づくことがあります。

　たとえ、明らかに相手が間違っていたとしても、相手のプライドを傷つけるような言葉は決して口にしないよう気をつけましょう。

　そういう場合には、以下のように対応します。

 そうですか（さようですか）、何事もなく安心致しました。

ご迷惑をおかけしたのではないとわかって、ホッと致しました。

　▶さらに、下記のように、付け加えるとあなたや組織への信頼感が増すかもしれません。

もし、何か気になることがおありになれば、今後もご遠慮なくお申し出ください。

4．怒りの感情は吐き出してもらう。

　怒りの感情が収まるまで、しっかりと話をしてもらいましょう。

　人は言いたいだけ話すとスッキリし、こちらの話を聞いてもらいやすくなります。

　この際、たとえひどい言葉でなじる方であっても、いちいち傷つかない心のもちようが大事です。相手は、あなたというよりも「事態そのものに怒っている」ということを忘れないことが重要です。

5．相手が不満をぶつけているときは、言い訳をしない。

　相手が苦情を申し立てているとき、途中で話を遮ると相手の感情を逆なでします。たとえ正当な理由であったとしても、苦情を申し立てている相手にしてみれば、あなたの説明は言い訳にしか聞こえません。

　こちらに落ち度がなければ、最後まで話を聞いてから、理由などを説明するほうが相手の納得を得やすくなります。

6．相手を「クレーマー」だと決めつけない。

　「母の入院中、処置について詳しい説明を求めたら、あの人うるさいから気をつけたほうがいい、と職員間で私のことを申し送りされていたことがわかったの。ショックだったわ」とは私の友人の話です。

　医療機関で治療や病院のシステムについて質問をすると「う

るさい人」、職員の態度やミスを注意すると「面倒くさい人」、〜してほしいと要求を伝えると「わがままな人」にされることがあります。

　一部の病院職員の話を聞いていると、「ちょっと待ってください。それって相手は変な人ではなくごく普通のことを言ってますよ」と言いたくなることがあります。

　ごく普通の苦情を申し立てた人を「クレーマー」とよんでいた病院職員に何度か出会いました。

　患者からのいつもと違う発信があった際、自分の業務のペースを乱すトラブルメーカー、とレッテルを貼る人がいます。

　忙しさを理由に、患者や家族への細やかな配慮を怠っている医療機関に、とくにこのネガティブな考え方をする職員が多いと感じます。

　こういう所では、自分たちの配慮不足や能力不足を棚に上げて相手を責めることが常態化しています。

　「クレーマー」というのは、重箱の隅をつつくようなミスを取り上げ、相手を執拗に責めたり、金銭を要求するようなタイプを指します。

　苦情を申し立てた人を「クレーマー」とひとくくりにするのは簡単ですが、ごく普通の苦情を申し立てている相手に「クレーマー」は失礼です。

　また、何でもかんでも「クレーマー」からの特殊事例としてしまうようであれば、職員の苦情対処能力が育ちません。

「クレーマー」という言葉は、安易に使わないほうが賢明です。

7．相手が丁寧な言葉で苦情を申し立てているときにはとくに注意する。

　誰でも大きな声で苦情を言われるとすぐに苦情と気づきますが、怒りの感情を抑えて、静かに苦情を申し立てる方もいます。こういう方にも軽く対応したりせず、真摯な応対が必要です。

8．一人で対処できない場合は目上の人に相談する。

　たとえ新人であっても、苦情を受けた場合は、p.167の「苦情の受け方」を基本に自分で対処することが重要です。

　しかし、以下のように自分では手に負えないと思った場合には、目上の人に相談したり、援助を依頼しましょう。

・相手のご立腹が激しい。
・内容が多岐にわたり複雑。
・知識不足で苦情内容がよく理解できず、対処が難しい。
　など。

　この場合、相手の話が少し落ち着いた段階で、以下のように相手に許可を得てから、応援を求めます。

たいへん申し訳ございません。何とかしてさしあげたいのですが、私では力不足です。上の者に相談してもよろしいでしょうか。

まことに申し訳ございませんが、私では善処できそうにありません。上司に相談してもよろしいでしょうか。

たいへん申し訳ございません。私の一存では対処致しかねますので、上の者をよんで参ります。少々お待ちいただいてもよろしいでしょうか。

　上司や先輩に相談する際には、「クレームを言っている方がいてたいへんなので、お願いします」といった軽い相談風ではいけません。

　上司に状況や内容がわかるように、かいつまんで話します。また、この際「たいへんご立腹なさっています」「とても怒っていらっしゃいます」「ご家族３人で強く抗議なさっています」など、相手の様子も伝えます。

　そうすると上司や先輩もしっかりとした心構えをもって相手に対応できます。

■引き継ぐときには

　上司や先輩が引き継いでくれる場合でも、最初に苦情を受けた人は、それらの人に同行します。

　そして、今後は上司などが中心に問題を解決する旨を、相手に説明します。

　上司だけが行くと、「自分をいやがって人を変えた」と相手は感情をさらに害し、事態が悪化することがあるので、注意が必要です。

上司と一緒に対処する場合

▶担当者

 たいへんお待たせ致しました。担当課長の○○を連れて参りました。

▶と上司を紹介します。

上司に引き継いだあと、担当者がその場を離れる場合（同席しない場合）

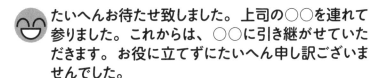 たいへんお待たせ致しました。上司の○○を連れて参りました。これからは、○○に引き継がせていただきます。お役に立てずにたいへん申し訳ございませんでした。

▶担当者が同席しない場合は、このあと相手に一礼してその場を離れます。

上司応対例

▶同行した上司は、下記のように自己紹介します。

 ▽▽課長の○○と申します。このたびは▼▼の件でたいへんご迷惑おかけし、申し訳ございませんでした。この件は、私が対処させていただきます。どうぞこちらにお掛けください。

▶担当者が同席する場合は、これまでの経緯を相手の目の前でもう一度上司に説明し、相手の方と内容を確認します。その後、上司に対応してもらいます。

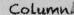

あなたの職場で、新人や若年の職員が、一人で四苦八苦しながら苦情応対しているのに他の職員が見て見ぬふりをして放置しているといったことはないでしょうか。

たとえ新人であったとしても、組織の代表者として、堂々と苦情対応に当たることは重要です。また、苦情対応は、新人にとって、問題解決スキルを磨くよい経験となります。

しかし、接客業で苦情対応を数多く経験した人でもないかぎり、新卒新人や経験の浅い者が込み入った苦情や激怒されている方の対応をうまくできることはまれです。

相手が患者である場合には、対処の未熟さや遅さで患者に迷惑がかかります。また、新人のなかには、自分がたいへんな思いをしているのに周りの先輩や上司が誰も手助けしてくれなかったと、恨みに思う人も出てきます。

新人が苦情対応している場合は、「よろしければ私がご用件をうかがいましょうか」と相手に声をかけ、新人のヘルプについてあげてほしいと思います。

あなたの解決方法が、新人のお手本となり、次回からは一人で対処できるようになるという育成上のメリットにもつながります。

こじれたときには

話がこじれた場合には、以下の３つのどれか、もしくは組み合わせて対処を試みます。

1．応対場所を変える。

2．応対する人を変える。

3．時間や日を変える。

1．応対場所を変える。

　外来受付前や会計前など、大勢の方の前での苦情対応、とくに込み入った内容の対応は避けましょう。

　大勢の方の前での苦情対応は、多くの方に迷惑をかけますし、職員の対応方法によっては苦情を申し立てている人ばかりでなく、見ている方にも気分を害する人が出てきます。

　話の内容によっては、苦情を申し出た方のプライバシーを大勢の前にさらしてしまう、ということも起こり得ます。

　すぐに解決できない苦情は、少し離れたいすや、あまり遠くない面談室にご案内するなど、場所を変えて応対しましょう。

 恐れ入りますが、お座りいただける場所でお話をうかがいます。どうぞこちらへ。

ゆっくりお話をお聞かせいただくために、別の場所へ移動していただいてもよろしいでしょうか。（相手：かまいませんが）**ありがとうございます。こちらへどうぞ。**

　▶とご案内します。

2．応対する人を変える。

　p.177「一人で対処できない場合は目上の人に相談する」をご参照ください。

3．時間や日を変える。

・事実確認に手間取る場合、少し時間を空けたほうが相手の感

情が収まると判断した場合、その場では問題が解決しなかった場合などは、時間や日をあらためます。入院患者の場合は相手の都合をうかがっておき、指定の時間に、部屋に担当者と責任者がうかがいます。約束した時間には遅れないように注意しましょう。

・入室後、すぐに用件を切り出すのではなく、「昨日は、こちらの手違いでご迷惑をおかけし、たいへん申し訳ございませんでした」など謝罪の言葉を丁寧に述べます。
・事情を説明し、どのような対処が可能であるかを手短に説明しますが、あくまで相手の身体状態、心理状態を把握しながらの説明を心がけましょう。
・こじれたときには、クレームに対する対処が終わったからといってそのままにせず、お詫び状を出します。企業では、一般的にお詫び状は課長職以上の名前で出すことになっています。病棟での大きなクレームをそのままにせず、看護師長以上の方がお詫び状を出しましょう。お詫び状は、病院所定の用紙で、ビジネスマナーに則って書いてください。

苦情を未然に防ぐことが重要

　苦情対応というと、苦情が起こったときにどのような言葉を使い、どのようにして相手の気持ちをなだめるかなどのその場での対処方法ばかりに意識が向けられがちです。

　確かに対処方法は重要ですが、まずは苦情を減らすことが大切です。

　筆者は、苦情を未然に防ぐことができる事象を「苦情の芽」とよんでいます。

　医療現場は、苦情の芽だらけに思えます。

　目の前の書類やコンピュータに心を奪われるのではなく、患者の心の動きに敏感になりましょう。この方はいまは説明より急いでほしいと思っているな、この方は十分説明してほしいと望んでいるんだ、こちらの方は……というように、患者の気持ちを汲む訓練をしましょう。

苦情をつくり出さない

　以下は、いくつかの病院の掲示板で見かけた職員の態度面への苦情です（職種は記載せず、すべて職員で統一しています）。

- 職員から子ども扱いの応対をされた。
- 窓口で職員が顔も上げずに応対したので腹が立った。
- 職員の口調が命令調で怒っているようだ。職員教育はどうなっているのか。
- 用件を伝えたのに、待たされたままで、説明もなかった。
- 応対者の隣で職員がむだ話をしている。態度がなってない。
- 職員が伝えることのみを優先していて、こちらの言い分を聞こうとしない。
- つり銭を間違えたことを指摘しても職員が謝らなかった。

患者の気分を害したり、不満をかき立てようなどと思っている職員はいませんが、「対人サービス」では、相手が患者であることを強く意識して仕事をしないと、ときに相手の悪感情を引き出してしまいます。

お金がらみには苦情の芽が多い

人には損をしたくない欲求、があります。

以下のように、お金がかかわることには、苦情の芽がたくさんありますので注意が必要です。

- 紹介状がないと余計にお金がかかることを知らされなかった。
- 毎回同じ薬だから説明の必要がないのに、毎回同じ説明をされて指導料を取られている。納得がいかない。
- 知人と同じ薬なのに、なぜ金額が高いのか説明がない。

- カルテがあるのに初診扱いの料金はおかしい、きちんと説明してほしい。
- テレビカードで残った度数が全額返金されなかった。事前に説明がなかったのは、病院の手落ちだ。

上記は、担当者の事前説明で防止できる内容です。

患者に渡す説明書に記載されていたり、明細書に書いてあったとしても、担当者が言葉で事前に補足説明することで苦情を未然に防ぐことができます。

また、医師の説明が足りない部分を、看護師や薬剤師など他職種が説明してカバーする、といった職種間の協力で苦情を未然に防ぐことも重要です。

■苦情の芽を育てない教育を

苦情の芽を育てないためには、職員の態度行動面での意識づけと、対応面でのスキルアップが鍵となります。

態度教育は一朝一夕にはいきません。この点に関してはp.187をご参照ください。

■マネジメントの視点

いくつかの部署や職種が協力して苦情対応に当たることで患者にとって最適な解決につながることもあります。

「患者中心の医療」と謳っている医療機関は多いようですが、職員が苦情を「処理する」姿勢の医療機関では、患者が満足す

る苦情対応はできません。

　苦情は、医療機関のサービス改善と職員の応対スキルアップを行ううえでの宝の山です。

　管理者には、日ごろから苦情の芽を見逃さない目と、苦情が起きたときには職員育成指導のチャンスであるという受け止め方が求められます。

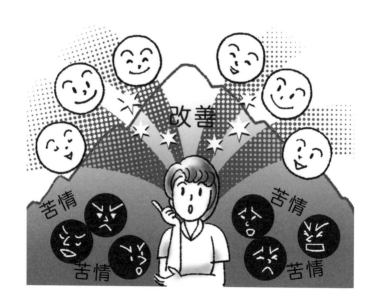

接遇教育について

未熟な医療サービスの原因は応対マナーに

　医療者には、まじめで優しい人が多いと感じています。

　しかし、残念ながら医療サービスの提供の仕方が未熟なために、患者からの評価が低い方がいて気になります。

　原因はいろいろ考えられますが、接遇面に問題がある場合がほとんどです。

　医療サービスの提供の仕方とは、単に専門知識・技術を指すのではなく接遇面も含みます。

　態度と言葉遣いに問題がある場合、いくら専門知識や技術があっても、その人の評価を下げてしまいます。

　対人サービス業では、たとえ新人であってもその人の応対が、顧客の満足度を左右します。

　社員・職員の応対マナーが未熟であれば、組織の教育レベルを疑われ、会社・医療機関の信用にも影響します。

　常に競争にさらされている企業では、顧客から選ばれるための努力を社員教育でも行っています。

　医療はいわゆる階層別の教育システムが整っておらず、社会

人・組織人としてのあり方を個人の問題にしてしまいがちです。

　接遇（応対マナー）は、組織風土と大きくかかわります。

　良い応対マナーを組織に根づかせようと思うなら、職員一人ひとりの社会人・組織人としての意識の成熟を、育成システムや日々の指導で促す必要があります。

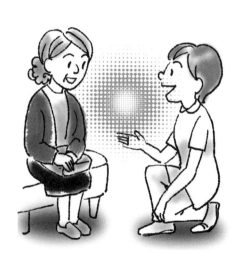

第4章 PS応対レベルアップ用語

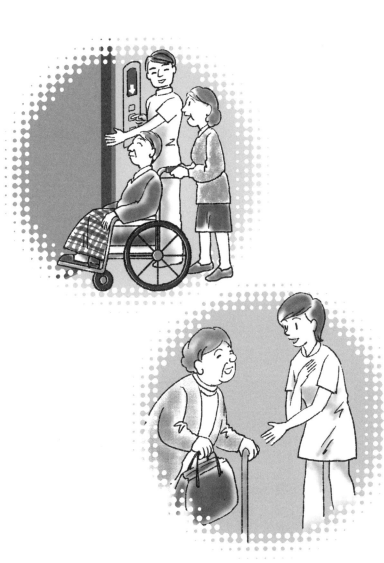

専門用語について

　専門用語や短縮語には注意が必要です。

　医療者が専門用語だとは思っていなくても、医療関連の用語には、一般の人が「聞いただけ」ではわからない言葉がたくさんあります。

　下記はそのような言葉です。

> ・床頭台　・病棟　・点眼　・医事課　・新患
> ・清拭　・褥瘡　・蓄尿　・服薬指導　など

　床頭台などは、病院独特の家具ですから文字にしてもわからないのですが……。

　大切なことは、その言葉が何を意味するのか、何をするものなのか、何のために行うのか、など。その目的や方法をわかりやすく伝えるということです。

　たとえば、「清拭」は一般生活では使われない言葉ですから、初めて聞いた方は「セイシキ？」「正式？」とすぐには理解できないことがあります。

　「いまから清拭します」では不親切なので「ただいまから、お身体をお拭き致します」と言い換えている方は多いでしょう。

　確かに、お身体をお拭きする、で意味は通じます。

ただ、もしも、その清拭を医療者だけが都合のよい時間に、相手の都合を聞かず行うのであれば、良い応対とはいえません。

相手の満足を考えたPS応対であれば、清拭予定時間よりも前に、以下のようなお声かけが必要でしょう。

 失礼します。○○さん、おはようございます。本日△時頃、お身体を拭きに参りますので、お手洗いをすませておいてください。

失礼します。○○さん、お加減いかがですか。午後△時頃、お身体を拭きに参りますが、ご面会のご予定はございませんか。

清拭をいやがる方もいらっしゃると聞きます。そのような方には以下のようなお声かけが必要かもしれません。

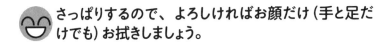 **さっぱりするので、よろしければお顔だけ（手と足だけでも）お拭きしましょう。**

もう一例挙げます。たとえば、「薬剤師から服薬指導は受けましたか」は医療者側に立った言葉です。

▶患者中心の表現にする。

 恐れ入りますが、薬剤師からお薬の飲み方の説明はありましたでしょうか。

言葉を言い換えるだけでは不十分
●●●●●●●●●●●●●●●

　以下の言葉のようにメディアなどで広く知られてはいるけれど、一般の方に正確に理解されていないものもあります。

・ER　・CT　・MRI　・緩和ケア　・化学療法
・トランスファー　・ストレッチャー　・ケアプラン
・インフォームドコンセント　・セカンドオピニオン
・プライマリーケア　・ターミナルケア　・ホスピス
・ADL　・MRSA　・QOL　など

　たとえば、「CTを一般の方にわかるように説明してください」と研修で医療者に尋ねると、「えっと、身体を輪切りにして見る機械で……」と多くの方がCTという機械の特徴を話し始めます。

　「輪切りにして見る」は、医療者側の言葉です。

　まさか自分の身体を本当に輪切りにされると思う人はいらっしゃらないでしょうが、CTを知らない一般の方が「身体を輪切りにする」と聞かされると、その言葉自体の生々しい響きに驚くと思います。

　「念のため、詳しく調べてみましょうか」と医師から告げられた方は、検査を受ける際には「どこか悪い所があるのではないか」「がんになったのではないか」など、少なからず不安にな

ります。

そこへ「輪切り」の説明は、いかがなものかと思います。

「専門用語の言い換え」とは、単に言葉を訳したり言い換えるのではなく、患者が安心してまた安全に医療や検査を受けられるように、要点を伝えることです。

たとえばCTやMRIは、「身体の中の状態を詳しく検査する機械であること」が伝われば十分だと思います。

そのうえで、以下のことが重要なのではないでしょうか。

- 検査を受ける際の注意事項を短く的確に伝えること。
- 患者の検査や機器に対する不安感を軽減する言葉かけをすること。
- CTやMRIに関しては、特殊な機械での検査に対する患者の不安感を取り除くこと。

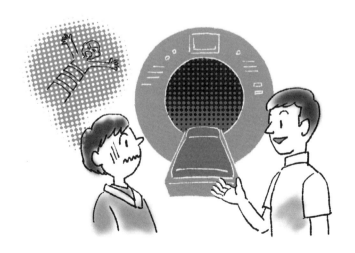

MRIに関しては音と検査時間に、CTに関しては被曝に恐怖心をもつ方もいらっしゃるでしょうから、事前に説明が必要です。

　また、閉所恐怖症の方は極度に緊張するでしょうし、とくに問題がない方でも、MRIは長時間の検査で具合が悪くなる方もいるでしょう。

　「私どもは近くに控えていますので、ご気分が悪くなったらご遠慮なくお知らせください」との担当者の一言は、何より患者に安心感を与えます。

Column

　ある病院の検査技師にうかがったのですが、患者の検査着のポケットに小銭が入っていたためにMRI（の磁気）に吸い寄せられ、検査中、機械が故障してしまったことがあるそうです。
　着替えた際、無意識に検査着に小銭を移してしまったそうですが、検査直前にも「ポケットの中に何か入れたままになさっていませんか」とダメ押しでお声かけしたほうがよさそうです。

意味の説明が必要な言葉

以下は一般の方が何となく聞いたことはあるけれど、意味を正確には知らない、といった医療用語の例です。このような言葉は、相手の理解度を確かめたうえでの説明が必要となります。

- ・鬱血　・血栓　・壊死　・狭窄　・潰瘍
- ・浸潤　・重篤　・生検　・瞻妄　・誤嚥
- ・対症療法　・既往歴　　など

あなたの職場でとくに気をつけたほうがよいと思われる専門用語や短縮語は何ですか？

Column

　患者の立場からすれば、「X線検査を行います」と言われてもピンときませんが、「レントゲン撮ります」と言われるとわかるといったことがあります。
　飲み薬を総称して「頓服」と言う高齢者がいます。
　同じく、ナースステーションやスタッフステーションというよりも、「(職員の)詰所」と言ったほうが通じる場合があります。
　医療的には正確ではないけれど、こういうほうが相手には通じる、といった言葉はなくさないほうがいいのかもしれません。

職員間で注意が必要な言葉

　以下はp.161でご紹介した、近森会のPSサポーターにうかがった「あるある体験」です。

　あなたの職場でも、似たようなことが起こっているのではないでしょうか。

　下記にご紹介したような言葉は、お互いに気をつけることが大事です。また、間違いやすい用語集をつくっておき、新人や部署異動者に渡して注意喚起することも必要かもしれません。

　PSサポーターたちの体験事例などをいくつか挙げましたので、ご参考になさってください。

◆Tさん（放射線技師）より

　新人技師が病棟にポータブル撮影に行った際、病室の担当看護師に、「いま、○○さんは『せいしき』中ですのでしばらくお待ちください」と言われ「せいしきって何ですか」と戻って先輩に尋ねていました。

　先輩技師が、漢字で書いて「清拭」を説明すると、「な〜んだあ!!」となりました。

◆Yさん (理学療法士) より

　理学療法士が、新人看護師に「トランスファーのときに〜」と話していると「えっ、トランスファーって何ですか？　私やったことないです」との質問が。

　「トランスファーは移乗動作のことですよ」と言うと、「ああ、それならわかります、毎日やってます」とのこと。

　理学療法士は毎日使っている言葉でも、部署が違うと伝わらないのだとあらためて感じました。

◆Nさん (介護士) より

　新人のときのことですが、ナースが「よくじょうしん」と言っているのを耳にし、「翼状針」のことを指していたのですが、私の頭の中では「欲情心？」と変換されていました。のちに本来の意味を知り、あまりの違いにおかしかったのをよく覚えています。

◆Hさん (看護師) より

　患者さんに麻酔方法を説明するにあたり、「ブロックで行う予定です」と説明したところ、「ブロックを使ってどうやって麻酔をかけるの？」と質問があり、よくよく話を聞くと、おもちゃのブロックを使って麻酔をかけると思ったようです。

　普段私たちが何気なく使っている言葉でも、その意味を知らなければ患者さんは自分の知っている言葉の意味に置き換えて

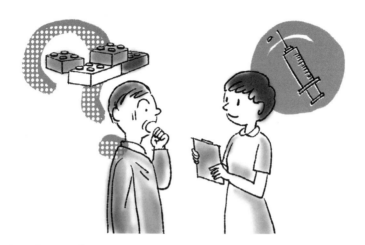

とらえるのだということに、あらためて気づくことができました。

　また、こういう些細なところから医療ミスに発展する場合があるので、気をつけていこうと再確認した事例でした。

◆Mさん（事務職）より

　職員でも、「保険者（ほけんじゃ）はどちらですか？」と聞かれると、「保険に加入している人のこと？」と保険者を知らない人は、迷うと思います。

　保険者とは、健康保険事業の運営主体のことで、病院職員の場合、保険者は「その病院の健康保険組合」を指します。

　上記のほかにもPSサポーターたちからは、間違いやすい専門用語や似通った言葉など、院内で気をつける必要がある言葉

をたくさん挙げていただきました。

　読者の皆さまも、それぞれの現場でいろいろな体験をされていると思いますが、職場で情報交換する機会はありますか。

　できれば、勉強会などで各職種間の情報交換を行い、注意喚起なさってみてください。

聞き間違いやすい言葉

　外国語や外来語、短縮語はもとより、医療機関では紛らわしい言葉が使われています。とくに薬や検査では似通った名前が多いので、皆さま苦労なさっているようです。

　PSサポーターたちからは以下のような体験談を教えていただきました。

- 薬局への在庫確認のとき、「ゾメタ」と言ったら「ゾシン」ですか？　と言われました。薬剤や検査、処置など似ている言葉がたくさんあります。
- 「四肢エコー」と「心エコー」は、電話などで聞き間違いしやすく、検査室に患者さんが来てやっと違うことに気づいたということがあります。
- 外来センターのMRI室から病棟に検査後のお迎えを電話でお願いしました。すると、いつまで経ってもお迎えには現れず、RI室から「○○さんのお迎えが間違ってRI室に来ています」との連絡が来ました。

これは「MRI室」と「RI室」の聞き間違いによる事例でした。
- スタッフから、「すみません、患者さんの転棟のことですが」と声をかけられました。思わず「転倒？　誰が？」「ケガはなかったの？」と大慌てしたことがあります。

同音異義語なので仕方ないですが、重大な案件につながる言葉と、患者さんが病棟を変わるだけの日常的な言葉が全く一緒なので、何か言い換える方法はないかなあと思いました。

職種間で意味が違う略語

ミス防止のためにも、職種間で意味が違う略語には注意が必要です。

PSサポーターから出されたものに、以下がありました。

◆Kさん（臨床検査技師）より

病棟の患者に検査に来ていただこうと電話したところ、「VFがあるので行けません」と言われてびっくりしてしまいました。カルテを開いて確認して嚥下造影のことだと判明。

当院の検査部門でのVFは心室細動を意味します。

検査がVFとよばれていることをそのときに初めて知りました。

ほかにもKさんからは、医師が使うDC（退院）は、検査では「除細動」の略で使っていると教えていただきました。

上記のような間違いは、組織が大きく職種が多いほど、起こりがちですので注意が必要です。

　いろいろな病院にうかがいますが、とくに医師が記載する略語がわかりづらい、との指摘が数多くあります。
　おそらく現場では、コメディカルが体験的にカバーしているのでしょう。
　チーム医療が現場に定着しつつあります。
　医師は数が少なく多忙でたいへんでしょうが、チームとして患者に質の良い医療を提供するためには、医師を交えて組織内で用語を統一したり、紛らわしい言葉は略語で言わない、などの取り決めが必要なのではないかと思います。

Column

　専門用語ではありませんが、少し気になっていることがあります。
　チーム医療になって、患者とじかに多職種がかかわるようになりました。
　初対面の患者に自己紹介する際は「作業療法士の△△です」と自分の職種と名前を名乗ることが原則です。
　ただ、職種によっては、たとえば「リハビリを担当します」と、大まかな仕事内容がわかるような説明をつけ加えたほうがよい場合があります。
　医師・看護師・薬剤師・事務担当など、一般の方が職種内容をすぐに判断できるものがありますが、そうでない職種もあります。

診療放射線技師・臨床検査技師・理学療法士・作業療法士・言語聴覚士・臨床工学技士・臨床心理士・ナースエイド・救急救命士・メディカルソーシャルワーカーなど、一般の人にしてみれば、何となくわかる職種もありますが、よくわからない職種もあります。
　職員同士を見分けるためにユニフォームの色を変えていることが多いので、たとえば入院患者の場合、部屋にいろいろな色のユニフォームの人が、入れ替わり立ち替わり訪れることになります。
　同じ色のユニフォームの人でも、「作業療法士の△△です」や「理学療法士の〇〇です」「言語聴覚士の▽▽です」などといろいろと自己紹介されても、何だかよくわからないなぁ、と思っている方も多いようです。
　その職種の方々にしてみれば、専門性ある仕事ですからきちんと理解してもらいたい、という気持ちはよくわかります。
　しかし患者にしてみれば、たとえば作業療法士と理学療法士の違いを理解する必要はないかもしれません。
　それよりも「リハビリ担当者」なのか「検査担当者」なのか「看護担当者」なのか「介護者」なのか「事務担当者」なのかといった具合に、主に何をする人なのかわかっていれば十分なことが多いと思います。
　医療者側からしても、上記のような大まかなくくりを理解してもらえば、用事が足りることが多いのではないでしょうか。
　職種名は、入院や通院に慣れると徐々にわかってくるものです。興味をもってくださった方には詳しく説明するなど、使い分けもときには必要だと思います。

●引用・参考文献
1）江藤かをる：イラスト版 PS 看護マナーブック．学研メディカル秀潤社、2003
2）江藤かをる：質が問われる時代の　看護サービスマネジメント．医学書院、2011
3）外山滋比古：思考力の方法　聴く力編．さくら舎、2015
4）近藤隆雄：サービス・マーケティング　サービス商品の開発と顧客価値の創造．生産性出版、1999
5）金田一春彦：日本語を反省してみませんか．角川書店、2002

おわりに

「あなたがいてくれて良かった」
「〇〇さんだからがんばれた」
「今日の担当があなたでうれしい」
「あなたの励ましで力が出た」
といった患者さまからの言葉に、医療者としての喜びややりがいを感じる、というお話をよくうかがいます。

仕事をして感謝の言葉をいただけるのは、医療の醍醐味だと思います。

同じく医療者から、上司や同僚の言葉でたいへん傷ついた、ということを時々うかがいます。

悪気がなく発した言葉かもしれないし、コミュニケーション不足からの誤解かもしれません。

その言葉で、言われた人の気持ちが沈み、ときにお互いの人間関係がギクシャクしてしまうのは、たいへん残念なことだと思います。

本書を書くことで、あらためて言葉について考察し、深める機会となりました。

「親しきなかにも礼儀あり」

家族、友人、仕事仲間、仕事先の方々など、たとえどんな相

手であっても、言葉を使う際には、相手への敬意を忘れずに接していきたい、とあらためて思いました。

　出版への素敵なご縁をおつくりいただいたばかりでなく、本書の編集を手がけてくださった石山神子さんと、辛抱強く書き上がりをお待ちいただいた株式会社サイオ出版の中村雅彦さんに心から御礼申し上げます。
　社会医療法人近森会PSサポーター有志の皆さまには、専門用語や短縮語に関するお手伝いと資料のご提供を頂戴しました。お忙しいなか、多くのお時間をさいていただき、ご協力いただきましたことに心より御礼申し上げます。

　うれしいことに、中村さんのご厚意で、私が大好きなアーティスト蟹江杏さんに表紙をお願いすることができました。素敵な表紙を手がけてくださった蟹江さんにも多くの感謝を捧げたいと思います。

　最後に、数ある書籍の中から本書をお選びいただき、ありがとうございました。
　本書が、皆さまにとって、何かしらのお役に立てば幸いです。

平成29年1月吉日

江藤かをる

さくいん

数字・欧文

2つの「コミュニケーション」……6
2つのPS……4
Employee Satisfaction……4
Magic Words……31
Participant Satisfaction……4
Patient Satisfaction……4
PSサポーター……161、163
TA……12、61
Transactional Analysis……12、61

あ

アイコンタクト……56
挨拶……12、16
　　——の言葉……17
　　——の使い分け……24
　　——のまとめ……38
　　職員同士の——……28
　　初対面の——……13
　　優等生的な——……13
相手の意見に反対するときの言葉……130
相手のプライド……174
相手を責める言葉……156
アナウンスの乱用……125
ありがとうの由来……32
怒りの感情……175
医療関連の用語……190
医療サービス……59
いろいろな場面で使える言葉……43

違和感・不快感を呼び起こす言葉……154
院内アナウンス……122
エリック・バーン……12、61
お祝いの言葉……133
応対マナー……60、187、188
お悔やみの言葉……139
「おこちゃま」職員……153
おどし言葉……156
御侍史……151

か

確信性……66
確認するときの言葉……133
感じのよい応対4つのポイント……56
患者の気持ちを汲む訓練……183
患者満足……4
　　——5つの物差し……66
共感性……67
共感の言葉……128
苦情……166
　　——の芽……183
苦情対応の注意点……173
「ください」は命令形!?……82
クッション用語……17、50、69
　　メールでよく使う——……71
　　よく使われる——……70
クレーマー……175、176
クレーム……117、182
敬語……146
　　——への偏見……147

社会性と ——	153	常識を疑われる言葉	155
敬語相関イメージ	149	情報は歪みやすい	100
敬語表現（方言）	104	職員招集のアナウンス	123
言語	6	職員同士のストローク	64
交流分析	12、61	職員満足	4
高齢者応対の注意点	145	職場での挨拶言葉	25
コード・ブルー	123	職場風土	38
御机下	151	人権侵害の言葉	157
心構えと応対方法（苦情）	167	信頼性	66
呼称	53	スタット・コール	123
注意が必要な ——	54	ストローク	12
こじれたときには（苦情）	180	—— の原点	61、62
言葉かけ	18	職員の ——	63
言葉の成熟度	150	接遇	60、188
コミュニケーション	6	専門用語	190
—— のデメリット	100	組織関連の呼称	55
—— の歪み	101	その人の社会性	12

さ

た

サービス業	59	体験（サービス）	59、60
サービスの質	106	対人サービス業	17
サービスは無形	59	注意が必要な呼称	54
災害時の緊急放送	123	長寿のお祝いと年齢	134
差がつく言葉	51	的確に伝える工夫	98
参加者満足	4	テキパキ	57
質問するときの言葉・用語	41	伝言電話応対例	114
自分勝手に聞く	100	電話応対のポイント	120
しゃがんで応対	58	電話の特徴	108
謝罪	36、168	電話を受けるときの注意点	112
紹介状	151	電話をかけるときの注意点	111

同意・承認の言葉	129
友だち言葉	105、146
トランザクショナル・アナリシス	12、61

な

ニッコリ	57
ねぎらいの言葉	29、126
ノック	33
ノンバーバル	6

は

ハート・コール	123
バーバル	6
ハイオアシスヨ	17、58
俳徊	160
励ますときの言葉	137
話を切り替えるときの言葉	130
話を遮るときの言葉	131
反応性	66
非言語	6
ビジネスマナー	13
否定するときの言葉	131
病院全体のイメージ	39
品質を決定する判断基準	66
物的な要素	67
プラスアルファの意思表示	23
プラスのストローク	62、64
プロ意識を疑われる言葉	157
プロの医療者とは	105
返事で理解度がわかる	22
返事の言葉	19
方言	104

ま

マイナスのストローク	62
マジックワード	31
見くだした言葉	155
無形の価値	59
無言	21

ゆ・よ

歪みをなくすには	101
幼児言葉	53

医療現場の応対用語
簡単、すぐに使える、患者満足につながる

2017年1月25日　第1版第1刷発行

監修者	江藤かをる
発行人	中村雅彦
発行所	株式会社サイオ出版 〒101-0054 東京都千代田区神田錦町3-6　錦町スクウェアビル7階 TEL 03-3518-9434　FAX 03-3518-9435
カバーデザイン	Anjelico
カバーイラスト	蟹江　杏
本文イラスト	阿部暁子
編集協力	石山神子
DTP	マウスワークス
印刷・製本	株式会社朝陽会

ISBN 978-4-907176-55-6　　Ⓒ Kaoru Etou
●ショメイ：イリョウゲンバノオウタイヨウゴ
乱丁本、落丁本はお取り替えします。

JCOPY ＜(社)出版者著作権管理機構 委託出版物＞

本書の無断複写は著作権法上での例外を除き禁じられています。複写される場合は、そのつど事前に、(社)出版者著作権管理機構（電話 03-3513-6969、FAX 03-3513-6979、e-mail: info@jcopy.or.jp）の許諾を得てください。

本書の無断転載、複製、頒布、公衆送信、翻訳、翻案などを禁じます。本書に掲載する著者物の複製権、翻訳権、上映権、譲渡権、公衆送信権、通信可能化権は、株式会社サイオ出版が管理します。本書を代行業者など第三者に依頼し、スキャニングやデジタル化することは、個人や家庭内利用であっても、著作権上、認められておりません。